こうやっています！

口腔乾燥症がみられる要介護者の
口腔ケアマニュアル

編・著　　中村誠司　　岩渕博史
監　修　　一般社団法人 日本口腔ケア学会

一般財団法人 口腔保健協会

はじめに

　従来，口腔乾燥症とは，唾液の質的・量的変化に伴う口腔乾燥感や口腔乾燥所見を示す病態を指すことが多かった．しかし，近年では要介護高齢者の増加に伴い，唾液の質的・量的変化の有無に関わらず，口腔の乾燥所見を有する高齢者が増加している．なかでも問題となるのが，口腔乾燥感の有無を確認することができない認知症や寝たきりの高齢者の存在である．このような高齢者では，口腔乾燥感を確認することも唾液分泌量を測定することも困難であるが，唾液の不足が明らかな状況や著しい口腔乾燥所見に遭遇することは決して少なくない．このような状況をふまえて，新たな口腔乾燥症の分類が望まれている．

　口腔乾燥症の様々な症状・所見のうち，要介護高齢者で最も重要と考えられるのは口腔粘膜の乾燥である．口腔粘膜が乾燥すると，唾液の様々な作用が減弱もしくは失われるため，口腔のみならず全身へ多様な為害作用を生じる．口腔清掃状態の悪化やそれに伴ううう蝕や口臭の増加はよく知られるところであるが，乾燥した口腔粘膜は唾液というバリアを失うことにより脆弱化し，味覚障害や口腔カンジダ症の発症，疼痛，出血などを生じる．また，食塊形成の不良による摂食嚥下障害なども生じる．さらに，唾液の減少により口腔粘膜の自浄作用が低下するため，痰や剥離上被膜などの付着物が増え，口腔環境はさらに劣悪化する．そのため，口腔乾燥症を有する要介護者への口腔ケアは大変重要であり，口腔を乾燥させないこと，乾燥した口腔内をいかにケアするかが重要となる．近年，口腔乾燥症が全身にも為害作用を及ぼしていることがわかってきた．逆流性食道炎や急性呼吸器感染症，精神的ストレスへの関与が報告されている．一方，要介護高齢者における口腔乾燥症は，口腔環境を劣悪化することにより口腔細菌を増加させ，誤嚥性肺炎発症のリスクを高める可能性がある．

　口腔乾燥症が生じる原因は多種多様であり，その対処法も原因によって異なる．対処法の基本は原因の除去であるが，要介護高齢者では原因の除去が困難なことが多い．そのため，様々な代替療法が考案されており，唾液分泌の促進や加湿・保湿を行うことになる．本書では，日常的に行われている代替療法の文献的な検証を行い，唾液分泌量の促進効果が期待できる方法を紹介した．また，口腔乾燥症を有する要介護高齢者の口腔ケアの際に便利な口腔ケア用品の紹介や使用方法についても記載した．さらに，現場で口腔ケアを担当する看護や介護士の方からの質問が多い項目については，Q&A という形でわかりやすく解説した．

　本書が口腔乾燥症の理解と日々の口腔ケアのお役に立てることを期待している．

2020 年 9 月

中村誠司
岩渕博史

目　　次

第 1 章

口腔乾燥症とは

1 口腔乾燥症の概念

　口腔乾燥症（ドライマウス）は，口腔内の唾液の量的な不足あるいは質的な変化によって生じる病態である．

　唾液には，口腔の保湿，潤滑，浄化，歯や粘膜の保護といった物理的作用，食物の消化，味覚（溶解あるいは溶媒作用），緩衝（酸やアルカリの中和や温度の緩和）といった化学的作用，抗菌あるいは抗ウイルス（リゾチーム，ラクトフェリン，抗体などの作用），排泄，創傷治癒促進（ホルモンなどの作用）といった生物学的作用などがある．そのため，唾液量的に不足するか，あるいは質的に変化すれば多様な病態を引き起こすことになる．

2 原因と分類

　一般的な口腔乾燥症の原因は多様であり，**表1**に示すように，唾液分泌量の減少あるいは分泌唾液の質的変化を生じるものと，そのいずれも生じないものの2つに大別すると理解しやすい．

　唾液分泌量の減少あるいは分泌唾液の質的変化を生じる原因としては，1）唾液腺実質障害，2）唾液分泌刺激障害，3）全身性障害，4）特発性に分けられる．それぞれの具体例をあげると，唾液腺実質障害としては唾液腺形成不全あるいは欠損，唾液腺組織の器質的変化または障害，導管炎，唾液分泌刺激障害としては中枢性と末梢性，全身性障害としては脱水と貧血，特発性としては原因不明なものがある．

　一方，唾液分泌量の減少と分泌唾液の質的変化のいずれも生じない場合があり，その原因としては，1）全身的な原因，2）口腔の原因，3）薬剤性に分けられる．全身的な原因としては精神疾患や心因性など，口腔の原因としては蒸発や感覚障害，薬剤性としては唾液分泌抑制以外の機序による口渇があげられる．

　要介護者でみられる口腔乾燥症としては，上記のいずれの原因も可能性としてはあるが，要介護になって生じたものであれば原因は絞られることが多い．頻度が高い原因としては，

表 1　一般的な口腔乾燥症の原因

1. 唾液分泌量の減少あるいは分泌唾液の質的変化を生じるもの
　　1）唾液腺実質障害
　　　　・唾液腺形成不全または欠損
　　　　　　唾液腺無形成，唾液腺の摘出または外傷
　　　　・唾液腺組織の器質的変化または障害
　　　　　　唾液腺腫瘍，頭頸部の放射線治療，慢性唾液腺炎（シェーグレン症候群，慢性移植片対宿主病，
　　　　　　細菌感染症，ウイルス感染症など），薬剤性唾液腺組織障害（抗悪性腫瘍薬など）
　　　　・導管炎
　　　　　　唾石症，導管の閉塞
　　2）唾液分泌刺激障害
　　　　・中枢性唾液分泌刺激障害
　　　　　　精神疾患，精神的ストレス，頭蓋内疾患（脳卒中，脳腫瘍，認知症など），更年期障害
　　　　・末梢性唾液分泌刺激障害
　　　　　　薬剤性唾液分泌抑制（Ca 拮抗薬，抗ヒスタミン薬，三環系抗うつ薬，向精神薬，オピオイド，
　　　　　　抗コリン薬，利尿薬など）
　　　　　　咀嚼機能低下（咀嚼筋や表情筋の筋力低下，義歯や歯の欠損など）
　　　　　　末梢神経損傷（顔面神経麻痺，舌咽神経麻痺）
　　　　　　口腔感覚障害（味覚障害など）
　　3）全身性障害
　　　　　　脱水（人工透析，発熱，多汗，嘔吐，下痢，胸水や腹水の貯留，糖尿病，尿崩症，尿濃縮機能
　　　　　　低下，甲状腺疾患，利尿薬など），貧血
　　4）特発性
2. 唾液分泌量の減少と分泌唾液の質的変化のいずれも生じないもの
　　1）全身的な原因
　　　　精神疾患，心因性を思わせる原因不明疾患
　　2）口腔の原因
　　　　蒸発（口呼吸の習慣，鼻閉，顎変形症，歯列不整，顎関節脱臼），感覚障害（口腔内灼熱症候群，
　　　　口腔粘膜の障害）
　　3）薬剤性口渇

　中枢性（精神疾患，脳卒中，認知症など）あるいは末梢性（薬剤性唾液分泌抑制，咀嚼機能低下など）の唾液分泌刺激障害，全身性障害（脱水，貧血），蒸発（口呼吸の習慣，鼻閉など）や薬物性といった原因があげられる．特に蒸発，つまり口腔の保湿力が低下し，水分が蒸発して生じるものは，要介護者では口呼吸の習慣，鼻閉，さらには顎関節打脱臼などによる開口などの原因によることが少なくないので，注意をはらうべきである．
　　口腔乾燥症の分類が学会などから示されてはいるものの，現時点では統一された分類はない．現在，本学会は（一社）日本老年歯科医学会，（一社）日本歯科薬物療法学会，（一社）日本口腔内科学会と合同で口腔乾燥症の分類案を検討しているところであるが，上記の原因に基づいて作成する方針である．

3　症状

　口腔乾燥症の症状は，原因が異なってもほとんど同じで，症状だけで原因を見分けるのは困難である[1-6]．自覚症状としては，口渇，飲水切望感，唾液の粘稠感，口腔粘膜や口唇の乾燥感や疼痛，味覚異常，ビスケットやせんべいなどの乾いた食物を嚥下しにくいなどがある．他覚症状としては，舌乳頭の萎縮による平滑舌や溝状舌（図1～3），他の口腔粘膜の発赤（図4,5），口角びらん（図1），う歯の多発（図6～8），歯周病の増悪，歯や義歯の汚染，口臭などがみられる．口腔粘膜や口角部の症状の発現にはカンジダ菌が関わっており，口腔カンジダ症の1つの型である慢性萎縮性（紅斑性）カンジダ症と考えられている．

　軽度の口腔乾燥症の場合や，口呼吸や開口などに伴う口腔の水分蒸発によるものの場合には，舌乳頭が萎縮して舌背部が平滑になるのではなく，逆に苔が生えたような舌苔が増えることがあり，さらに毛が生えたような毛舌（図9）を呈することもある．舌苔や毛舌は細菌が付着しやすく，口腔内の不潔や口臭などの原因にもなる．

　口腔乾燥症に起因して，前述した舌炎や口角炎に加え，再発性アフタや難治性潰瘍などの口腔粘膜疾患が併発することがあり，一旦生じると難治性であることが多い．さらに，摂食嚥下障害，誤嚥性肺炎などの感染症，上部消化器障害が生じることも知られているので，特に要介護者では注意が必要である．

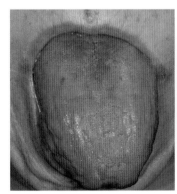

図1　口腔乾燥症でみられる舌と口角炎
シェーグレン症候群の患者で舌背の全体に渡って舌乳頭は萎縮し，一部に発赤．表面の平滑化，溝状化がみられる．さらに，両側の口角部に発赤とびらんがみられる（文献6より）．

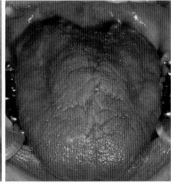

図2　口腔乾燥症でみられる舌
抗うつ薬を服用中の患者で舌乳頭は萎縮し発赤を伴い，一部に溝を形成している（文献2より）．

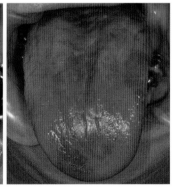

図3　口腔乾燥症でみられる舌
鉄欠乏性貧血の患者で舌乳頭は著明に萎縮し，舌背部の表面は平滑となり，一部に発赤を伴っている（文献3より）．

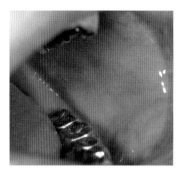

図 4　口腔乾燥症でみられる頬粘膜
シェーグレン症候群の患者で頬粘膜は乾燥し，発赤と萎縮がみられる（文献 5 より）.

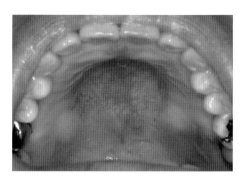

図 5　口腔乾燥症でみられる口蓋
シェーグレン症候群の患者で口蓋粘膜には発赤がみられ，その周囲の一部には白苔がみられる（文献 5 より）.

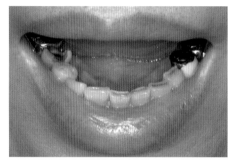

図 6　口腔乾燥症でみられるう蝕
シェーグレン症候群の患者で下顎前歯や小臼歯の歯頸部のう蝕がみられる（文献 5 より）.

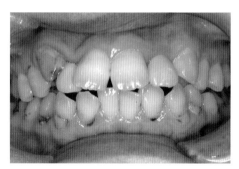

図 7　口腔乾燥症でみられるう蝕
シェーグレン症候群の患者で下顎前歯の切端部にう蝕がみられる（文献 5 より）.

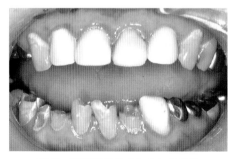

図 8　口腔乾燥症でみられるう蝕
シェーグレン症候群の患者で多発性う蝕がみられる．これは口腔乾燥症そのものによるのではなく，口腔乾燥症のために飴などの嗜好品を頻繁に摂取することに起因する（文献 5 より）.

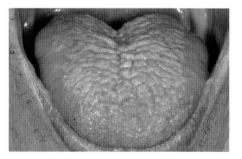

図 9　口腔乾燥症でみられる舌
摂食嚥下障害による蒸発性口腔乾燥症の患者で，舌背の全体に渡って蒸発性による場合の特徴である舌苔の肥厚がみられる（文献 3 より）.

4 診断

　口腔乾燥症に特徴的な訴えがある，あるいは特徴的な症状がみられる患者における一般的な診断の流れを**図10**に示すが[1-5]，最も重篤な口腔乾燥症を生じるシェーグレン症候群については厚生労働省が検査方法と診断基準を示しているので，原因が不明確な場合はシェーグレン症候群を疑って検査を行う流れになっている．しかし，多くの要介護者の場合，この流れに沿って診断をするのはきわめて困難であり，特に要介護状態になってから生じた場合にはシェーグレン症候群の可能性は低いため，必ずしも全ての検査を行う必要はない．

　要介護状態であるかどうかに関わらず，まず始めに，口腔乾燥症の原因になり得る既往歴や使用中薬剤を把握するために問診を慎重に行う必要がある．次に，必要に応じて，皮膚を含めた口腔以外の乾燥症状を調べたり，血液検査を行う．口腔に関しては，上記の口腔乾燥症状の有無に注意して診察する．そのうえで唾液分泌量の測定を行うが，一般的な方法としては刺激時唾液を測定するガム試験あるいはサクソン試験，安静時唾液を測定する吐唾法がある．ただし，いずれの検査も要介護者では実施するのは困難なことが多い．最近，口腔粘膜湿潤度を測定する口腔水分計ムーカス®（**図11**，（株）ライフ）が開発され，平成30年度の診療報酬改訂で「口腔機能低下症」の診断機器の1つとして保険診療機器となった．要介護者でも施行可能な簡便な検査であり，口腔内の唾液量との相関もあるため，口腔乾燥症の診断に有用な検査法である．いずれにしても，要介護者における唾液分泌量の測定は容易で

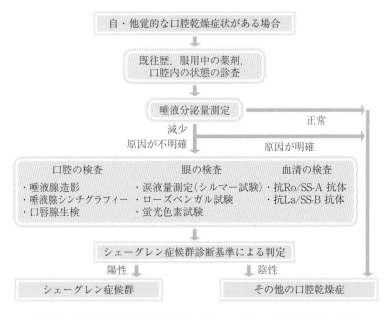

図 10　口腔乾燥症の診断の流れ（フローチャート）（文献1より）

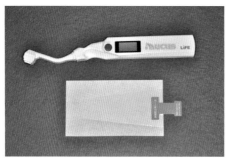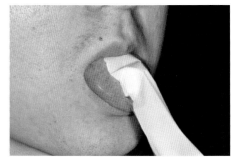

図11　口腔粘膜湿潤度を測定する口腔水分計ムーカス®（㈱ライフ）
口腔水分計ムーカス®（左図上）のセンサー部にカバー（左図下）を被せ、右図のように舌背中央部に圧接して測定する．約2秒で測定結果が数値で示され、口腔内が乾燥していると低値になる．

はないので、口腔乾燥症状の有無を的確に把握することが重要である．

　口腔乾燥症状があれば、その次には原因を探る必要がある．繰り返しになるが、要介護状態になって口腔乾燥症状がみられた場合には、必ずしもシェーグレン症候群を疑って多くの検査を行う必要はない．上記のように、要介護者の場合に特に注意すべき頻度が高い原因として、中枢性あるいは末梢性唾液分泌刺激障害、全身性障害、蒸発、薬物性などがあげられるので、それらの有無を慎重に調べ、原因を明らかにすれば良い．

（中村誠司）

文　献

1) 中村誠司：ドライマウスの分類と診断．日口外誌 55（4）：169-176, 2009.
2) 中村誠司：口腔乾燥症．日本歯科評論・増刊．最新 チェアーサイドで活用する口腔粘膜疾患の診かた（山根源之、草間幹夫、編著）．ヒョーロン・パブリッシャーズ、東京、166-169, 2007.
3) 中村誠司：ドライマウスはどのような病気か？鑑別すべき疾患とは？―原因別に考えるドライマウスの診断．日本歯科評論 75（3）：37-46, 2015.
4) 中村誠司：口腔乾燥症．口腔内科学（山根源之、草間幹夫、久保田英朗、編集主幹）．第1版（修正第2刷）、永末書店、京都、414-420, 2018.
5) 中村誠司：ドライマウスの臨床（篠原正徳、中川洋一、中村誠司、編著）．医歯薬出版、東京、9-18, 122-127, 2007.
6) 中村誠司：ドライマウス．やさしいシェーグレン症候群の自己管理（住田孝之、編）．医薬ジャーナル、大阪、66-73, 2008.

第2章

口腔乾燥症の為害作用

　口腔乾燥症では唾液の口腔粘膜と歯の潤滑・保護作用，緩衝作用，抗菌作用，消化作用，自浄作用が低下するため，口腔環境が劣悪化することにより口腔疾患のみならず，様々な全身性疾患にも影響していることがわかってきている（図1，2）.

1　口腔局所への為害作用（図3）

1）歯や歯周組織への影響

　う蝕の非常に少ない人は多い人に比べ，唾液分泌量が多い傾向を示すとの報告[1]がある．また，小児では唾液分泌量とう蝕罹患率の有意な関係が報告[2,3]されている．さらに，口腔乾燥症患者でもう蝕罹患率が上昇[4]することはよく知られている．また，抗コリン作動薬の長期服用によって唾液分泌量が減少した患者ではう蝕が増加すること[5]や，シェーグレ

1．粘膜の潤滑・保護作用
2．洗浄・希釈作用
3．非特異的抗菌作用
(1) 細菌の付着抑制作用をもつ物質
ムチン，フィブロネクチン，ヒスタチン，
シスタチンなど
(2) 殺菌作用をもつ物質
リゾチーム，ペルオキシダーゼ，ディフェン
シン，ラクトフェリンなど
4．特異的抗菌作用
分泌型 IgA，歯肉溝由来免疫グロブリン
（IgG など）

図1　唾液の作用

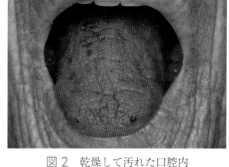

図2　乾燥して汚れた口腔内

・口腔衛生状態の悪化
う蝕，歯周炎の増加進行
・口腔粘膜や舌乳頭の萎縮
舌痛
味覚の低下
口腔粘膜疾患増加（口腔カンジダ症の発症）
・摂食機能の低下
・義歯装着不良（吸着，義歯性潰瘍）

図3　口腔乾燥症の歯科的問題

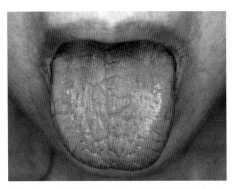

図4 口腔乾燥症により乳頭が萎縮した舌
強い乾燥で舌乳頭の萎縮がみられる. 疼痛や味
覚障害を生じる.

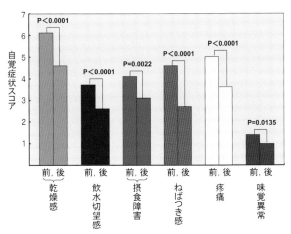

（岩渕ほか：日口粘膜誌 13：34-42, 2007.）

図5 シェーグレン症候群患者に対する唾液分泌促進薬
投与前と2年後における各自覚症状の変化

ン症候群（Sjögren's syndrome：以下 SS と省略）患者では，う蝕発生率が高い[6,7] ことな
ども報告されている．一方，健常人においては，う蝕と唾液分泌量との間に明らかな因果関
係は認められていない[8]．また，口腔乾燥症患者では咬合面う蝕より根面う蝕が増加する[9]
ことや修復物の辺縁にう蝕の再発が起こりやすいことが報告[10] されている．しかし，その
理由についてはわかっていない．

　歯周病と口腔乾燥症との関係については明らかなデータはない．少なくとも口腔乾燥症が
歯周疾患発症や進行への関与を示すデータはない．

2）口腔粘膜疾患への影響

　味覚異常[11]，舌の疼痛[12]，口腔カンジダ症[13] の発症にも関与していることが報告されて
いる．通常，口腔粘膜は唾液の被膜が形成されることにより物理的，化学的に細菌などによ
る外来刺激から保護されている．口腔乾燥症はこれらのバリアが破綻するため，口腔粘膜表
面が損傷され，疼痛を生じるようになる．また，損傷が味蕾に及ぶと味覚障害が生じる（図
4）．さらに，粘膜の損傷はカンジダの口腔粘膜への付着を容易にする．本来，カンジダの
口腔粘膜への付着能は弱く，口腔粘膜が唾液の被膜に覆われているとカンジダは容易に粘膜
に付着することができない．しかし，被膜がなくなり，粘膜に傷ができると容易に付着でき
るようになる．また，唾液にはカンジダに特異的，非特異的に働く抗菌成分が含まれてお
り，口腔乾燥症はこれらの働きを低下させる．口腔カンジダ症では唾液分泌量の減少期間が
長いほど口腔粘膜疾患の罹患率が高い[14] ことがわかっている．一方，唾液分泌量の減少を
改善することによる口腔疾患の改善効果も報告[15] されている（図5）．また，シェーグレン
症候群に伴う口腔乾燥症患者に唾液分泌促進薬を1年間投与すると唾液分泌量が有意に増加

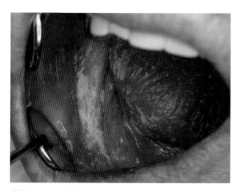

図6　口腔乾燥症患者にみられた偽膜性カンジダ症

強い乾燥と左右頬粘膜，舌背に白斑がみられる．

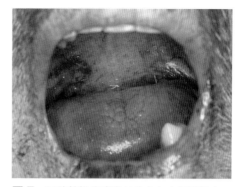

図7　口腔乾燥症患者にみられた紅斑性カンジダ症

口蓋，舌背に発赤がみられる．

・口腔衛生状態の悪化
　　口腔細菌の増加
　　誤嚥性肺炎の増加
・上気道での免疫応答の低下
　　急性呼吸器感染症罹患率の増加
・逆流性食道炎の発症・進行
・精神的ストレスの増加

図8　口腔乾燥症の全身的問題

するのに伴い，唾液中のカンジダ数が有意に減少したことが報告されており，口腔乾燥症の治療によりカンジダの増殖が抑えることが報告[16]されている（**図6,7**）．

3）摂食機能への影響

　唾液は食べるという摂食機能にも大きく関与していることがわかってきている．唾液の減少は食塊形成能や潤滑作用が低下することから，食物の咽頭・食道通過が障害されるため，嚥下機能にも関与していると考えられている．

　一方，唾液が減少すると義歯の吸着が低下する．特に総義歯の患者では安定が悪くなる．また，潤滑油の働きをしている唾液が減少することにより，義歯床下粘膜が傷つき，疼痛や口腔カンジダ症が発生する．

2　全身への為害作用

　口腔乾燥症の為害作用は口腔局所への影響のみならず，全身への影響も考慮する必要がある．口腔は呼吸器や消化管の入り口であるため，その障害は口腔粘膜のみならず，全身疾患や他臓器疾患に影響を及ぼしている．また，精神的ストレスを与えていることもわかっている[17-19]（**図8**）．

1）消化器疾患への関与

　唾液の減少は自浄作用が低下するため，口腔環境を劣悪化し，口腔内の細菌数が増加すると考えられる．誤嚥性肺炎は唾液と同時に口腔内の細菌を誤嚥することにより発症する．そのため，口腔乾燥症患者では誤嚥性肺炎の発症率の増加が懸念されている．また，口腔乾燥症の他臓器疾患への関与として，逆流性食道炎（胃酸逆流症）患者では唾液分泌量や唾液中EGF（Epidermal growth factor：上皮増殖因子）の分泌量が正常コントロール群に比べ低下していることが報告[20,21]されている．唾液には逆流した胃酸を洗い流す効果（wash out）と重炭酸塩による胃酸の中和効果，EGFによる食道粘膜の修復作用があり，この作用が逆流性食道炎発症に大きく関与している．

2）呼吸器疾患への唾液分泌量減少の影響

　口腔乾燥症患者では急性呼吸器感染症罹患率が上昇する．元来，口腔は消化管の入り口であると同時に呼吸器の入り口であるため，口腔の乾燥は呼吸器疾患へも影響を及ぼしている可能性がある．口腔乾燥症患者では正常人に比べ，かぜ症候群とインフルエンザを合わせた罹患率が他の因子を調整しても約2倍高いことが報告[22]されている．急性呼吸器感染症は一生のうち繰り返し罹患することや，一般的には予後良好で短期間で自然治癒の経過をたどるが，高齢者など宿主の抵抗力が減少した場合では肺炎に移行することもまれではなく，その対策は大変重要である．口腔乾燥症は粘膜表面で通常行われている感染に対する唾液による物理的防御を低下させている可能性がある．また，唾液中の抗微生物ペプチドなどが口腔乾燥症に伴い減少し，局所での免疫反応が低下している可能性が考えられる．口腔乾燥症では口腔粘膜のみならず気道粘膜にも萎縮や粗造化が生じるため，病原微生物やウイルスの付着・定着が容易になると考えられている．さらに，気道分泌液は気道粘膜を被覆する物理的バリアとなっているが，口腔乾燥症では気道分泌液の粘稠性を亢進しているため，ウイルスの排泄が困難になると考えられている．

3）その他の疾患への影響

　口腔乾燥症患者は唾液分泌量の減少が精神的ストレスを生じさせている可能性も報告[17-19]されている．精神健康状態が異常の可能性がある症例においては，唾液分泌促進薬を投与することにより唾液分泌量が増加すると，精神健康状態も改善する可能性が示されている．その他にも唾液中の分泌型IgAは口腔や上気道においては病原性細菌やウイルスの感染に対する局所免疫作用としてそれらの付着やインフルエンザウイルスの粘膜通過を特異的に阻害していること，感染しやすい子どもでは唾液総IgA量が低い傾向にあることなど唾液分泌量の減少と多臓器疾患との可能性を示す報告[23]がある．

（岩渕博史）

文　　献

1) Turtola LO：Salivary fluoride and calcium concentrations, and their relationship to the secretion of saliva and caries experience. Scand J Dent Res 85：535-541, 1977.

2) Crossner C-G, et al：A descriptive and comparative study of oral health in 8-year-old Swedish children. Acta Odontol Scand 33：135-142, 1975.

3) Crossner C-G, et al：Saliva tests in the prognosis of caries in children. Acta Odontol Scand 35：135-138, 1997.

4) Glass BJ, et al：Xerostomia：diagnosis and treatment planning considerations. Oral Surg 58：248-252, 1984.

5) Galili E, et al：Long-term scopolamine treatment and dental caries. Clin Oral Investig 23：2339-2344, 2019.

6) Pedersen AM. et al：Primary Sjögren's syndrome（pSS）：subjective symptoms and salivary findings. J Oral Pathol Med 28：303-311, 1999.

7) Christensen LB, et al：Dental caries and dental health behavior of patients with primary Sjögren syndrome. Acta Odontol Scand 59：116-120, 2001.

8) Mandel ID：Relation of saliva and plaque to caries. J Dent Res 53：246-266, 1974.

9) Vissink A, et al：Prevention and treatment of the consequences of head and neck radiotherapy. Crit Rev Oral Biol Med 14：213-225, 2003.

10) Jonathan A Ship：口腔乾燥症と唾液腺機能低下の臨床的意味. 渡部　茂監訳. 唾液 歯と口腔の健康 原著第3版. 医歯薬出版, 東京, 49-50, 2008.

11) 山崎　裕, ほか：カンジダ性味覚異常の臨床的検討. 日口外誌 57：493-500, 2011.

12) Gurvits GE, Tan A：Burning mouth syndrome. World Gastroenterol 19：665-672, 2013.

13) 山近重生, ほか：口腔カンジダ症へ及ぼす唾液分泌機能低下の影響. 歯薬療法 29：15-20, 2010.

14) 下村絵美, ほか：シェーグレン症候群に伴う口腔乾燥症患者にみられる口腔粘膜疾患に関する臨床的検討. 口科誌 54：143-144, 2005.

15) Rhodus NL, et al：Candida albicans levels in patients with Sjögren's syndrome before and after long-term use of pilocarpine hydrochloride：a pilot study. Quintessence Int 29：705-710, 1998.

16) 岩渕博史, ほか：シェーグレン症候群に伴う口腔乾燥症に対する塩酸セビメリン長期投与例の検討. 日口粘膜誌 13：34-42, 2007.

17) 松坂利之, ほか：口腔乾燥における心理的因子に関する研究. 障歯誌 29：611-618, 2008.

18) 岩渕博史, ほか：シェーグレン症候群に伴う口腔乾燥症の治療は患者のQOLを改善したか？―精神健康調査票と唾液中クロモグラニンAによる評価―. 日口粘膜誌 14：75-76, 2008.

19) 露木隆之, ほか：シェーグレン症候群患者における唾液分泌量と精神的健康との関係. 歯薬療法 32：144-154, 2013.

20) Sonnenberg A, et al：Salivary secretion in reflux esophagitis.Gastroenterology 83：889-895, 1982.

21) Rourk RM, et al：Diminished luminal release of esophageal epidermal growth factor in patients with reflux esophagitis. Am J Gastroenterol 89：1177-1184, 1994.

22) Iwabuchi H, et al：Relationship between hyposalivation and acute respiratory infection in dental outpatients. Gerontology 58：205-211, 2012.

23) Tenovuo J, et al：Antibacterial effect of salivary peroxidases on a cariogenic strain of Streptococcus mutans. J Dent Res 56：1608-1613, 1977.

第**3**章

口腔乾燥症を合併する要介護者の 口腔ケア法

1 原因を探る

1）口腔乾燥症の原因

　ここでは，口腔ケアに最も関連のある口腔粘膜が乾燥する原因について述べる．口腔粘膜が乾燥する理由には，唾液分泌量が減少したことによるもの，唾液分泌量は正常に保たれているが口腔内の保持されるべき唾液が様々な原因により減少したことによるものがある．

　唾液分泌量は正常に保たれているが口腔内の保持されるべき唾液が減少したものには，唾液腺から唾液は正常に分泌されているが，何らかの原因で口腔の保湿力が低下（唾液の口腔からの蒸発量が著しく亢進）したことにより口腔粘膜，特に舌や口蓋が乾燥した状態で，主に開口が原因となる．ADL が低下した要介護高齢者の多くで，開口症がみられる．開口症の原因は顎関節脱臼や咀嚼筋の筋力低下が主なものであるが，鼻閉や呼吸不全の患者でも開口症がみられる．また，経口挿管や気管切開中の患者，マスクによる酸素投与中の患者でも口腔粘膜は乾燥する（図1）．

　一方，唾液分泌量の減少によるものには，体の水分量（体液量）が減少したことにより唾液分泌量が減少したものと，唾液腺の分泌機能が低下したことにより唾液分泌量が減少したものがある．体液量が減少する原因には，感冒やインフルエンザなどの罹患による発熱，下

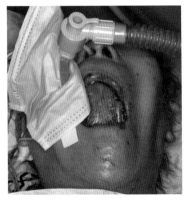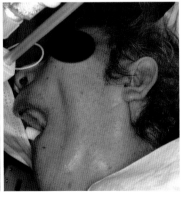

図1　経口挿管患者
挿管チューブにより開口状態となっている

痢，尿崩症，糖尿病などの罹患や利尿薬の服用による尿量の増加，多汗症，バセドウ病などによる発汗量の増加，人工透析による水分の体外への排泄が亢進することなどが主な原因である．また，心不全，腎不全などによる浮腫や腹水，胸水の貯留も循環体液量が減少するため，唾液分泌量が減少する．

唾液腺の分泌機能低下には，唾液腺組織に障害が生じたため唾液腺の機能が低下したものと，唾液腺組織は正常であるが，唾液分泌に関与する中枢または末梢での刺激伝導がブロックされたため，唾液腺が正常に機能しなくなったものがある．要介護者では加齢による変化，唾液腺の炎症や腫瘍，シェーグレン症候群などの自己免疫疾患への罹患，がん化学療法や頭頸部領域への放射線照射などにより，唾液腺組織が破壊される．唾液腺への刺激伝導がブロックされる原因では，薬剤の副作用が最も多い．その他には精神疾患，脳の障害（脳梗塞や脳出血），ストレスでも唾液腺への刺激伝達が抑制される．

2）口腔内のどの部分に乾燥所見があるか

口蓋や舌背は最も観察しやすいと同時に，最も乾燥しやすい．口底部の観察も忘れないようにする．どこの粘膜にどの程度の乾燥があるか，付着物はあるかについて観察する（図2）．

3）唾液分泌の有無を確認

口腔粘膜に乾燥所見がみられる場合には，耳下腺部（耳介下部）や顎下腺部（顎下部）を圧迫し，耳下腺乳頭や舌下ヒダよりの唾液流出がみられるかを確認する．唾液腺から唾液が分泌されていれば，耳下腺乳頭や舌下ヒダよりの唾液流出が確認できる．また，舌下部および口底部を観察する．口蓋や舌背部の粘膜が乾燥していても，口底部には唾液が貯留している場合がある．この場合，少なくとも顎下腺の分泌機能は残存している（図3）．

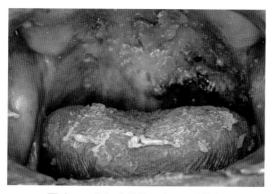

図2　口蓋と舌背部の強い口腔乾燥

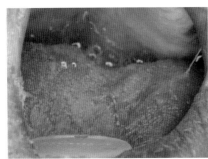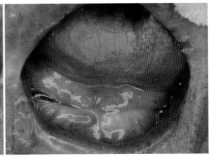

図3　開口症に伴う口腔乾燥症
舌背部の強い乾燥状態（左），口底部には唾液が貯留（右）

4）患者を観察する（保湿力はどうか）

　開口症の有無やその原因，使用されている医療機器などが口腔粘膜乾燥の原因となっていないか確認する．顎関節脱臼は早期に整復しないと復位が困難となるので，見落とさないように注意する．

5）脱水の有無を確認する

　皮膚の乾燥の有無や，尿比重を測定することにより，容易に脱水の有無を確認できる．脱水の原因として，発熱や胸水・腹水貯留の有無，補液量や飲水量，尿量などから脱水の可能性の有無を確認する．

6）既往症，治療歴，服薬状況を確認する

　唾液腺疾患や自己免疫疾患の既往，がんの治療歴，唾液分泌機能の低下をきたすと考えられる薬剤の使用状況を確認する．

2　原因から対処法を探る

1）保湿力低下

　口蓋や舌背の粘膜に乾燥がみられるが，舌下部および口底部に唾液が貯留している場合や，唾液腺部を圧迫し開口部より唾液の流出がみられる場合では保湿力の低下を考える．顎関節脱臼や咀嚼筋筋力の低下，呼吸不全による開口症や口呼吸が原因である．まず確認すべきことは，顎関節脱臼の有無である．顎関節脱臼がみられれば整復することが第一であるが，高齢者では習慣性となり脱臼を繰り返すことがある．また，痙攣や付随運動，認知機能の問題などで閉口が保てない場合には，チンキャップや弾性包帯などを用いて強制的に閉口を保つ工夫も必要である（図4）．

　脱臼以外の原因に対する基本的な対処法は，病室の加湿とマスクの使用である．マスク

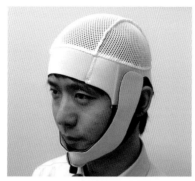

図4　チンキャップ

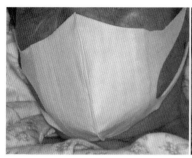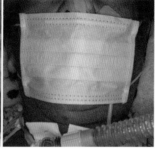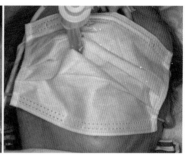

図5　マスクの使用

は，通常の不織布によるサージカルマスクや立体型マスクがコストや保湿力を考えると推奨される．ガーゼマスクは，使用感はよいが保湿効果に乏しい．気管切開や経口挿管されている患者の場合でも，開口がみられればマスクを使用する（図5）．しかし，開口症や口呼吸をしている患者では閉口を維持することが困難であることが多い．そのような場合には保湿剤を使用する．保湿力や効果持続時間を考慮すると，市販のジェルタイプの保湿剤が優れている（図6）．マウスピース（後述）の使用も有効である．

2）体液量の減少

　脱水の診断とその原因を判断することが重要である．原因除去の可能性を医師と相談し，できない場合にはジェル状の保湿剤の使用が中心になる．それ以外に嚥下機能に問題がなければ，各種含嗽薬や人工唾液，スプレー式の保湿剤も使用するとよい．患者が指示に従える場合には，氷をなめさせるのもよい．清涼感が得られるうえ，氷が溶けるまである程度持続した加湿効果が期待できる．また，溶けるのでガムや飴に比べ，気道閉塞の危険も少ない．

3）唾液腺の機能低下

　唾液腺機能低下や刺激伝導系障害の原因を突き止めることが重要であるが，低下した機能や刺激伝導系の障害を短期間で回復させることは困難である．そのため，多くは対処法で，保湿剤や含嗽薬の使用が中心となる．服用薬に起因する場合は薬の変更を医師に考慮しても

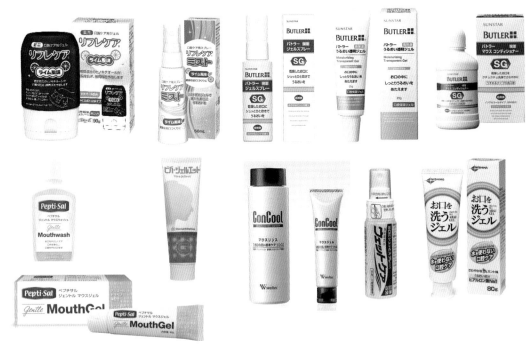

図 6　代表的な保湿剤

らう.

　口腔感覚の低下に伴う唾液分泌の減少では，味覚刺激（主に酸味）や嗅覚刺激，口腔粘膜
のマッサージも唾液分泌を促進させ，機能改善効果が期待できる．また，表情筋の筋力低下
に伴う唾液分泌機能の低下がみられる場合には，表情筋マッサージ（顔面マッサージ）によ
り表情筋の廃用予防が期待できる．

3　各種物品の使用

1）保湿剤

　保湿剤の形状にはジェル状のものと液状のものがある．ジェル状のものは手指などで塗布
して使用する．液状のものではスプレー式で噴霧するタイプのものと含嗽するタイプがある．
液状のものは水分負荷が主な効果で，即効性に優れ清涼感も得られるが持続時間は短い．
ジェル状のものは粘膜表面に被膜を形成することにより保湿効果と粘膜の保護効果が期待で
き，作用時間も長い．さらに，被膜の形成により汚れの付着が防止できると同時に，付着物
の除去も容易となる．ただし，ジェル状のものは粘つき感の強い患者には不向きである．

2）含嗽薬

　口渇や粘つき感には重曹含有の含嗽薬を選択する．アルコール含有は良くない．口腔の不

> 1. 口腔内に水分を付加する（渇く，ネバネバする）
>   重曹含有の含嗽薬を選択
>   アルコール含有は良くない
>   ➡ハチアズレ® など
> 2. 清涼感を与える（気持ちが悪い，ネバネバする）
>   香料（ミントなど）含有の含嗽薬を選択
>   ➡ネオステリングリーン® など
> 3. 口腔粘膜を保護する（舌が痛い，ザラザラする）
>   粘膜保護作用のある含嗽薬を選択
>   重曹，アルコール含有は良くない
>   ➡アズノール® など

図7　含嗽薬を使用する目的

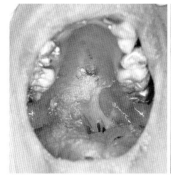 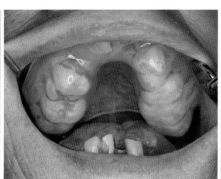 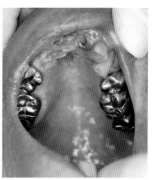

ナイトガード装着前　　　　　ナイトガード装着　　　　　ナイトガード装着後

図8　ナイトガード

快感にはミントなどを含有する含嗽薬を選択する．舌痛やざらつき感には粘膜保護作用のある含嗽薬を選択する．重曹，アルコール含有は良くない．当然のことであるが，含嗽薬の使用は誤嚥の危険性のある患者には避ける必要がある．口蓋の付着物に重曹水を噴霧すると除去が容易になる．しかし，レモン水などの噴霧や含嗽，ハチミツの使用は歯の脱灰を助長する可能性があるので避けたほうが良い（**図7**）．

3）マウスピース

　口蓋部分を覆ったマウスピース（ナイトガード）を上顎に装着することにより，粘膜の乾燥を防止する効果がある．ジェル状の保湿剤をマウスピースの内面に塗布して装着させると効果が増す．また，この装置は口蓋部への痰などの汚れ付着防止や，粘膜の保湿効果により剥離上皮膜の除去を容易にする（**図8**）．

（岩渕博史）

第 4 章

口腔乾燥への対処法

口腔乾燥症患者の口腔ケアとして，薬物療法や口腔保湿剤，唾液腺マッサージなどさまざまな対処法があるが，果たしてエビデンスをベースに行われているか明確でないものもある．本章では，口腔乾燥への対処方法として，におい刺激（アロマオイル），吸入器（ネブライザーなど），マスク，保湿装置（ナイトガード），味覚刺激，漢方，海洋深層水，オイルの効果について文献的検索を基に紹介する．

1　アロマオイルのにおい刺激

アロマオイルを使用し，心身へのさまざまな効果を期待して行うアロマテラピーが近年注目されつつある．アロマオイルが心身に働きかける経路には，におい刺激が鼻腔から入る経路と，皮膚や粘膜を通じて血液に乗り体内に入る経路とがある．そのうち前者はにおいを嗅ぐという簡便な方法で作用するもので，かつ非侵襲的に実施できるので，高齢者や身体機能の衰えた人たちなどに広く応用できる．

においの情報は，嗅細胞の軸索を通って，直接，嗅球に送られる[1]．このため，におい刺激は，脳を活性化させるには他の感覚刺激よりも効果的であると考えられる．においの情報はさらに，視床下部・視交叉上核の自律神経抑制ニューロンに伝えられ，末梢の臓器・組織に投射する自律神経活動も変化させるとされている．伊藤ら[2]は，においを嗅ぐことにより，嚥下改善効果[3]，重心動揺安定効果[4]，食欲増進効果[5]など種々の効果が得られると報告している．におい刺激による唾液分泌量の変化は，自律神経を介して調節が含まれていると考えられる．自律神経が関与する反射性調節には，三叉神経—自立神経反射がある．これは，比較的強いにおい刺激が鼻腔に到達した際に鼻腔分布する三叉神経終末が興奮し，反射性に唾液分泌量を調整するものである．唾液は，交感神経，副交感神経どちらかの神経系の活動が優位になって分泌されるが，副交感神経の活動が盛んな方が，漿液性の唾液がより多く分泌される[6]．

アロマオイル（図1）の代表的な作用として，ラベンダーオイルの鎮静作用[7]が知られている．また，唾液分泌促進作用をもつものとして，ブラックペッパーオイル（Black Pepper Oil，以下 BPO）やカルダモンオイル（Cardamon Oil，以下 CO）が知られている．

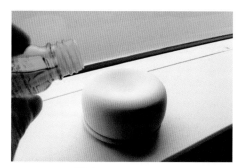

図1　アロマオイル

　伊藤ら[2]はBPOとCOと無臭対照試料のホホバオイル（Jojoba Oil, 以下JO）の3種類を使用し，唾液分泌に及ぼす効果について報告している．健康な成人男女43名（男性18名，女性25名，平均年齢±標準偏差 =21.8±1.2歳）に対してBPOのにおいを嗅がせることにより，唾液分泌量がどう変化するかを定量的に調べた．唾液分泌量の測定は，安静時とにおい刺激にワッテ法（ロールワッテを口腔底に留置）にて行った．その結果，BPO刺激による唾液分泌量の変化は，安静時：0.111±0.014（g），BPO刺激時：0.164±0.021（g），JO刺激時：0.118±0.018（g）と，安静時とBPO刺激時の比較ではBPO刺激時が有意に多かった（$p<0.0001$）．また，BPO刺激時とJO刺激時の唾液分泌量の比較でも，BPO刺激時が有意に多かった（$p<0.01$）．安静時とJO刺激時の唾液分泌量の比較では，有意差はなかった．安静時とCO刺激時の比較ではCO刺激時が有意に多かった（$p<0.01$）．BPO刺激時とCO刺激時の唾液分泌量の比較では有意差がなかった．

　この研究では，におい刺激であるBPO刺激時とCO刺激時により唾液分泌量が増加することを明らかにし，口腔内環境を改善させることができる可能性が示唆されたと報告している．

（戸谷収二）

2　吸入器（ネブライザーなど）

　口腔乾燥の対症療法としての人工唾液・口腔保湿液は，単に水分の補充だけではなく粘膜の保湿保護を目的として，液状，スプレー式，ジェル状と形状が多様化している．その中で，喘息の治療などに用いられるネブライザー（図2）などの吸入器がある．

　ネブライザー療法は，1945年に米国のBarachより初めて報告されて以来，鼻副鼻腔領域のみならず，咽頭・喉頭領域を含む上気道疾患，さらには気管支喘息などの下気道疾患の治療に対して広く用いられている治療法である[8]．機器によって吸入液を粒径数μm程度のエアロゾル粒子に変換するために薬液が末梢気道にまで到達し，疾病の症状緩和に多大なる効果をもたらす[9]．ネブライザーを応用した口腔乾燥の対症療法についてはいくつか報告され

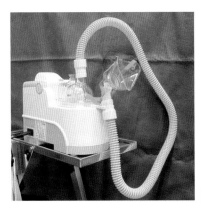

図2　ネブライザー

ている．Tannerら[10] は，原発性シェーグレン症候群患者11名に対して，2週間連続して噴霧等張性生理食塩水または噴霧水（3mL）の治療後に15分の喉頭乾燥刺激を行った．発声閾値圧力（PTP），発声および口と喉の乾燥を，乾燥刺激の前後および5分，35分，65分後に評価した結果，PTP，発声，および口と喉の乾燥は統計的に有意な改善を認めた（p<0.05）．噴霧された生理食塩水は，水よりも統計的に有意な効果は得られなかった．　PTPは，発声よりも喉の乾燥と相関があったと報告している．

　また，Criswellら[11] は頭頸部癌の放射線療法後の口腔乾燥症を有する患者に，標準的なベッドサイド加湿器と，鼻カニューレを介して温熱，過飽和加湿を行う新しい装置とを比較した．標準的な低温のベッドサイド加湿または温熱，過飽和加湿の2週間コースに無作為化した．1週間のウォッシュアウト期間の後，患者はもう2週間，装置を入れ替えて行った．各試験期間の前後に，客観的口腔乾燥評価と定量化するアンケート，視覚的アナログスケールを評価した．その結果，新しいデバイスは，標準的なベッドサイド加湿器に比べて，放射線口腔乾燥症を最小限に抑えたと報告している．

　しかし，ネブライザー療法は適切な使用を行わなければ，粒化したエアロゾル粒子が微生物によって汚染される可能性があり，院内肺炎に代表される院内感染の医原性因子になり得るため，機器管理には注意を要する[12-18]．

（戸谷収二）

3　マスク

　要介護高齢者などは，中枢性の機能減退により開口状態になりがちとなり口腔乾燥を呈したり，自立していても，歯列不正や口腔周囲筋の廃用による口唇閉鎖能の低下による夜間の開口などでも同様に口腔乾燥を呈する．マスク（図3）には開口による蒸発性口腔乾燥を予防する効果が期待できると同時に，感冒予防，気管支と声帯の保護，自律神経の正常な働き

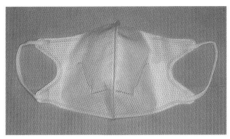

図3 マスク

を促進, 鼻呼吸への誘導など, 多くの効果があるとされる.

　高山ら[19]は, 非経口摂取の口腔乾燥症患者11名に対してイソジンガーグルによる含嗽後, 綿マスクを使用した群と非着用とで口腔水分量の継時的変化を比較検討した. その結果, 含嗽15分後, 30分後, 60分後, 120分後にはマスクを着用した群が有意に高値で, 30分後の値が最も高かったと報告している.

　吉井ら[20]は, より保湿効果の高いマスクを模索する目的で, 口腔湿潤度を測定する唾液湿潤度検査（KISO-WeT Tester）や口腔水分計（ムーカス）による測定を行った. さらにボタン電池型温湿度ロガー（ハイグロクロン）を使用し, マスク被覆内の温・湿度を測定し比較することで, 保湿の効果を判定できるかどうかを検討した. 口腔乾燥を有する高齢者6名（男性2名, 女性4名）と, 健常と思われる3名（男性1名, 女性2名）の一般成人を対象者とし, マスクの装着前と一定時間装着した後に, 唾液湿潤度検査と口腔水分計による測定を行った. また鼻下部（マスク被覆内部）に温湿度ロガーを装着して, マスク装着前後の温・湿度を比較した. その結果, 一定時間マスクを装着すると, 唾液湿潤度検査と口腔水分計による結果から, 口腔乾燥が改善する傾向がみられた. マスク被覆内の温度も湿度もマスク装着とともに上昇がみられ, その後ほぼ平衡状態となったと報告している.

　さらに, 後藤ら[21]はマスクの性状の違いによる温・湿度の変化と装着感の検討を行っている. 16名の健常な一般成人に, 性状が異なる4種類のマスクを使用し被験者が温湿度ロガーを鼻下部に装着した後に口呼吸をし, 10分間のマスク被覆内の温・湿度を測定した. また, マスク装着直後とマスクを外す直前に官能評価を行った. その結果, マスクを装着することにより, マスク被覆内温度（平均約9.7℃）・湿度（平均約29.0%）の上昇がみられた. マスクの種類による上昇温・湿度に有意差は認められなかった. 官能評価では, ガーゼマスク4枚袷についてのみ, べたつきが増し, 唾液がよりたまるという結果が得られ, 12枚袷についてのみ, 唇の乾きに変化がなかった. マスク被覆内の温・湿度は安定した数値であったが, 性状の違うマスクの比較において, 有意差は認められなかった. 通気抵抗値は, 綿マスク4枚袷が少なく, 枚数が増えるに従い大きくなった. 一方, 官能評価ではそれに伴う違いは認められなかった. 以上より, マスクの性状の違いによる温・湿度および装着感へ及ぼす影響が大きくないことを考慮すると, ガーゼの枚数が少なくても一定の保湿効果が得られ

る可能性がある．綿素材のマスクは再利用できること，質感の良さ，肌への馴染みやすさ，アレルギー性が少ないなど，不織布のマスクに比べ利点が多いことが期待されると報告している．

　以上より，一定時間のマスク装着は口腔乾燥にある程度効果があると思われる．

（戸谷収二）

4　保湿装置（ナイトガード）

　口腔乾燥は，シェーグレン症候群や放射線治療などが原因で唾液分泌低下が生じている以外にも，唾液分泌量低下がなく唾液の過蒸散によって乾燥する場合がある．唾液蒸散増加は口呼吸や開口状態で生じ，これが夜間のみに生じることもある．このような夜間口腔乾燥への対処法は必ずしも確立されておらず，水分補給，含嗽，部屋の保湿などで対処しているのが現状である．

　ナイトガード（図 4）などを応用した保湿装置は水分や保湿剤を蓄えておき，持続的に口腔内を保湿するための装置であり，その効果の作用機序は明らかではないが，保湿剤の保持効果以外に口蓋腺唾液の蒸発防止効果，ブラキシズムの緩和による時間の短縮，顎位の改善による口呼吸の抑制効果などが推察されている[22]．廣澤ら[22]は，夜間口腔乾燥症に対して保湿装置の使用を試み，その適応と効果についての検討を行った．対象は 2003 年 1 月から 2006 年 3 月までにドライマウス専門外来を受診した患者のうち，同意が得られた夜間口腔乾燥症患者 12 名である．用いた保湿装置は，通常ブラキシズムに対して用いるソフトタイプのナイトガードで，効果の判定はナイトガード装着後，1，2 週間後に行った．評価方法は，問診表を用いて VAS と改善の総合判定を患者自身が記入して行った．その結果，12 例中 8 例において自覚症状の改善が認められた．改善が得られなかった 4 例中，効果がなかったのは 1 例のみで，他の 3 例は違和感のためにナイトガードが使用できなかった症例であった．ナイトガードは市販の保湿剤を併用したものが 7 例，保湿剤を使用せずナイトガードの装着のみが 5 例であった．現時点では作用機序を明らかにできないものの，夜間口腔乾燥症

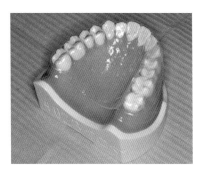

図 4　保湿装置（ナイトガード）

に対してナイトガードは保湿装置としての効果があることが示されたと報告している.

　さらに，Yamamoto ら[23]は，夜間口腔乾燥症患者14名に対して歯列弓と硬口蓋を覆う厚さ 1.5mm のソフトのナイトガードを 2 週間使用して，唾液分泌量と自覚症状についての評価を行っている．対照群として14名をアズレンスルホン酸ナトリウムの含嗽を行った．結果，治療群では 14 名中 10 名（71 ％）が症状の改善があった．また，治療後の自覚症状では，口腔乾燥感，喉のかわき，舌の灼熱感で対照群に比較し有意に VAS 値が減少した.

　以上より夜間のナイトガード装着は，夜間口腔乾燥症の治療として簡便であり，今後は長期的影響を検討する必要があると述べている.

（戸谷収二）

5　味覚刺激

　唾液と咀嚼された食物が混ざり合い，味成分が唾液中に溶解し味覚受容体を刺激する．その刺激によって唾液分泌が促進される．味覚には「酸味」「塩味」「甘味」「苦味」の 4 つの基本味覚の他に，最近では第 5 の味覚として「うま味」も加わった.

　Hodson らは，「酸味」「うま味」「塩味」「甘味」「苦味」の順で耳下腺唾液の分泌量が多かったと報告している[24]．佐藤らは，56 名（女性 12 名，男性 44 名，平均年齢 31.2 ± 8.3 歳）の健康な人に対して口唇小唾液腺分泌に対する味覚の影響とメカニズムについての研究を行った．高濃度の「酸味」「塩味」「甘味」「苦味」「うま味」に対して濃度依存的に唾液分泌は有意に増加し，「酸味」と「うま味」では他の味より大きく増加した．さらに，「グルタミン酸」と「イノシン酸」は，混合した方が有意に唾液分泌が増加した[25].

　口腔乾燥において安静時唾液分泌は重要視されており，特に小唾液腺唾液は安静時唾液にとって重要な役割があるのではないかと注目されている．「酸味」と「うま味」が小唾液腺分泌に有効であれば，安静時唾液分泌，口腔乾燥の改善につながる可能性を秘めているといえるだろう．しかし，口腔乾燥を有している場合，口腔粘膜は脆弱であり刺激に対して敏感であることが多い．そのため「酸味」は，濃度が高くなってしまうと口腔乾燥患者に対しては刺激が強く不快感につながる可能性がある．それに対して「うま味」は刺激が強くないため，口腔乾燥患者に対しても利用しやすいだろう.

　一方，Pushpass らは「カプサイシン」「メンソール」，および基本的な味覚物質「カフェイン（苦味）」「グルタミン酸（うま味）」の主観的知覚および刺激時唾液を測定し，加齢の影響を調査する研究を行った．31 名の若年者（女性 27 名，男性 4 名，平均年齢 24.3 ± 0.4 歳）と 25 名の高齢者（女性 19 名，男性 6 名，平均年齢 72.4 ± 1.8 歳）に対して安静時唾液を採取し，コントロールとしての水，そして味付け水を含嗽させてそれぞれの含嗽後の唾液を採取した．「グルタミン酸」では，若年者は有意に水含嗽より唾液分泌量が増加したが，高齢者は唾液分泌量の有意な増加を認めず，さらに若年者に比べて有意に低下していた．「グル

タミン酸」の知覚に関しても若年者よりも有意に低下していた.「カプサイシン」は若年者,高齢者ともに水含嗽時よりも有意に唾液分泌量が増加し,知覚は両者に差を認めなかった.「メンソール」「カフェイン」での含嗽は水含嗽に対して有意な唾液分泌量の増加を認めず,知覚も両者に差を認めなかった. さらに,若年者では高齢者よりも各刺激に応じた唾液の粘弾性や唾液中たんぱく質の有意な変化を認めている[26].

　口腔乾燥患者は高齢者であることが多い.「うま味」に対する閾値が上昇すると,味覚—唾液反射は鈍くなり唾液分泌量は減少してしまう. 唾液分泌量が減少すれば,味成分が味覚受容体を刺激する機能が低下するといった悪循環が生まれてしまう. 一方「カプサイシン」は,唾液分泌を促進させる効果が高齢者でも比較的維持できているので,「うま味」より効果的であるように思える. しかし,「カプサイシン」は疼痛や灼熱感を惹起させる物質である. 口腔乾燥で粘膜が脆弱,敏感になっているので,「酸味」以上に不快感を伴う可能性が高く注意が必要と思われる.

（山田有佳）

6　漢　　方

　口腔乾燥症の治療薬としてセビメリン塩酸塩水和物やピロカルピン塩酸塩などがあるが,保険の適応や副作用の問題で投与できない患者が多い現状がある. そのため,治療効果が期待できる漢方薬は欠かせないものとなってきている. 王ら[27]は,歯科口腔外科領域における口腔乾燥症に関する漢方治療のエビデンスがある論文は8編であり,白虎加人参湯,麦門冬湯,五苓散,十全大補湯,加味逍遙散,八味地黄丸,紫苓散等が処方されていたと報告している. 臨床研究では麦門冬湯の有効性を検証したものが多く,麦門冬湯は構成生薬として,麦門冬・半夏・人参・大棗・梗米・甘草を含むが,半夏以外の生薬はいずれも滋潤作用（組織を潤す作用）を有する. 麦門冬湯は,シェーグレン症候群の患者の唾液分泌を増加させ[28],口腔乾燥症状に対して比較的高い有効性を示している.

　現在歯科では,7種類の漢方が保険適応となっているが（日本歯科医師会では11種類としている）,そのうち口渇の効能があって口腔乾燥に適応となるものは,白虎加人参湯と五苓散がある（表1）. そのうち,白虎加人参湯は多くの報告がされている[29-39]. 白虎湯の構成生薬である,石膏,知母,浩梗米,甘草に人参が加えられており,石膏を中心とした止渇作用,知母を中心とした解熱作用,石膏,知母,浩梗米,甘草,人参による滋潤作用のブレンドにより,近年抗コリン作用を有する薬剤（向精神薬,抗不整脈薬,泌尿器科薬など）による口渇,高齢者,糖尿病における口渇などでその高い有効性と安全性が報告されている[29-37].

　基礎的研究としてYanagiら[38]は,ラットにおける白虎加人参湯エキスの唾液分泌効果を検証した結果,白虎加人参湯は唾液腺に存在するM3型ムスカリン受容体の活性化を介してアクアポリン5の発現を促進し,結果的に唾液分泌促進を示すと報告している.

表 1　歯科保険適応の漢方

1. 立効散……………………歯痛，抜歯後の疼痛
2. 半夏瀉心湯……………口内炎
3. 黄連湯…………………口内炎
4. 茵蔯蒿湯………………口内炎
5. 五苓散…………………口渇
6. 白虎加人参湯…………口渇
7. 排膿散及湯……………歯周病
8. 葛根湯…………………上半身の神経痛
9. 芍薬甘草湯……………急激に起こる筋肉の痙攣を伴う疼痛，筋肉・関節痛
10. 補中益湯………………病後の体力補強
11. 十全大補湯……………病後の体力低下

　著者は，ドライマウス患者に対する白虎加人参湯エキス錠の治療効果を検討し報告している[39]．22例中，20例（90.9％）にサクソンテストで唾液分泌量が有意に増加し（$p < 0.0001$），乾燥感の自覚症状（VAS 値）は 19 例（86.4％）で有意な低下を示し（$p = 0.0009$），症状の緩和がみられた．また，治療効果判定では 86.4％が有効以上であった．

　以上より漢方薬による口腔乾燥の治療は有効と思われる．

（戸谷収二）

7　海洋深層水

　海洋深層水は表層海水と比較して皮膚への刺激が穏やかであり，温浴に用いた場合には表層海水による温浴のような翌日のベトベト感や掻痒感などがみられないのみならず，気分・感情における活気の高揚などの好ましい作用がみられ，海洋深層水の何らかの成分がこれらの作用発現に関与すると考えられている[40]．さらに，海洋深層水には保湿成分が含まれると考えられ，医療分野においてアトピー性皮膚炎に対する効果が報告され[41]，口腔乾燥の対症療法には人工唾液，口腔内保湿液などがあるが，この海洋深層水においても効果が期待できると思われる．

　中村ら[42]は，海洋深層水の保湿効果の可能性に着目し，海洋深層水成分を含む口腔補湿液（噴霧液 A）を調整した．この噴霧液の調整は多段階電気イオン交換膜装置により海洋深層水から分離精製した海洋深層水の脱塩水に海洋層水源水，増粘剤，矯正剤などを加えて，無機電解質濃度，比重，粘度などをヒトの正常唾液に近づけて調整された．この噴霧液 A を手動式噴霧容器（容量：30 mL）に充填し，市販の口腔保湿液（噴霧液 B）および市販のナチュラルミネラルウオーター（噴霧液 C）を噴霧液 A と同じ容器に移し替え，外観からはいずれの噴霧液であるかは識別不能とし，比較・対照品に用いた．この口腔補湿液について，口腔乾燥がみられ他の重篤な疾患がない成人男女 31 名（男性：19 名，女性：12 名）

を対象とした無作為化クロスオーバー法による単回噴霧試験で唾液分泌量，唾液 pH，唾液ナトリウム濃度，分泌型免疫グロブリン A（s-IgA）濃度を測定し，検討した．唾液の pH は中性に近く，唾液分泌量はナチュラルミネラルウォーター噴霧後より多く，市販の口腔保湿液（噴霧液 B）と同等であった．唾液中のナトリウムイオン濃度は変わらず，噴霧によるストレスはないものと考えられた．噴霧後の唾液中分泌型免疫グロブリン A（s-IgA）濃度はナチュラルミネラルウォーターと変わらず，口腔内の免疫学的防御機能を保持するものと思われたが，噴霧液 B では唾液中 s-IgA 濃度は低値を示した．海洋深層水成分を含む口腔補湿液は唾液 pH に影響を及ぼさず，口腔内免疫力を減じることなく，多量の唾液分泌をさせる可能性があり，口腔乾燥に対する有用性が示唆されると報告している．

（戸谷収二）

8　オイル

　高齢者や有病者は，口腔乾燥を有している場合が多いが，その中で口腔のセルフケアが十分に行えずに乾燥が強く，汚染が目立つことにもよく遭遇する．そのような患者に対しては，保湿剤などの口腔内への塗布は有効であるが製品としては高価なものが多い．手軽に保湿効果の高い口腔ケア方法として，食用オイルのオリーブオイルやゴマ油（図 5）を応用した方法が報告されている．

　林ら[43]は，オリーブオイル（オリーブの果実），サラダオイル（大豆と菜種油），エコナ（植物性ステロール・グリセリン・ビタミン E・C などを含有）のオイルスプレーを用いて口内乾燥を予防し，口腔内の清潔を保つ可能性について検討した．経口による栄養摂取ができない 75 歳以上の患者 8 名を対象に，1 日 1 回のブラッシングによる口腔ケアと 3 回の口腔清拭後のオイルスプレーを 5 日間実施し，翌日評価した．その結果，口腔水分計の値では，オイルスプレー使用前は 1 名を除き，口腔内の高度乾燥を示した．エコナとオリーブオ

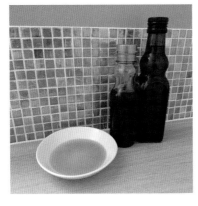

図 5　オイル

イル使用後ではそれぞれ 2 名がやや乾燥または中等度乾燥まで乾燥が緩和した．オイルスプレーは口腔内乾燥の改善に有効であり，エコナ，オリーブオイルにより高い効果があることが示唆されたと報告している．

吉田ら[44]は，遷延性意識障害で口腔内の唾液が著しく減少し，乾燥・出血等のトラブルがある患者 7 名を対象に，口腔内乾燥と出血の改善を目的に食用オリーブオイルを使用（A 方式）しての口腔ケアを実施した．また，イソジンガーグル液使用（B 方式）と比較し，細菌数の変化にどのような影響を与えるか調査した．その結果，A 方式の口腔ケアは B 方式に比べ，視覚的に口腔内の乾燥や出血が改善された．唾液量は，ケア前では A 方式，B 方式とも一定の傾向はなく，ケア直後はケア前に比べ増加傾向であった．pH 値はほとんど変化がないかまたは低下したため，酸性に保たれていた．細菌数は A 方式では 7 名中 5 名に減少がみられ，B 方式では 4 名中 2 名に減少がみられた．以上より，オリーブオイルでの口腔ケアは油性で保湿を促すことにより，乾燥・出血の予防に効果があると報告している．

川合ら[45]は，口腔乾燥が強く，汚れを取りきることが困難な人工呼吸器を装着している神経難病患者と筋ジストロフィー 41 名の患者に，口腔清拭として口腔ケアにゴマ油塗布を試みた結果，保湿や乾燥軽減に有効であった．口腔乾燥が重度な患者には継続的に塗布する必要があった．塗布を行う際，唾液分泌量の変化を観察し，誤嚥予防に努めることが必要と考えられた．焙煎ゴマ油のにおいに不快感を訴える患者には，太白ゴマ油を使用することで継続実施可能であったと報告している．

さらに，窪田ら[46]は口腔乾燥に対する白ごま油の効果を市販の保湿剤との比較から検討することを目的に，口腔水分計の計測値が 29.9 以下を示した入院患者 100 名を白ごま油塗布群 50 名（平均年齢 81.4 歳）と保湿剤塗布群 50 名（平均年齢 81.9 歳）に分け，塗布前・後（3 時間後）の口腔乾燥度を比較検討した．その結果，白ごま油群，保湿剤群ともに口腔乾燥状態が改善し，両者の効果に大きな差はなかったことから，白ごま油は市販の保湿剤の代替品として活用できる可能性があると報告している．

（戸谷収二）

文　献

1) 斉藤幸子，綾部早穂，内藤直美，ほか：日本人のための嗅覚同定能力測定法の開発―スティック型，カード型におい提示試料の妥当性の検討―．におい・かおり環境会誌 34（1）：1-6, 2003.

2) 伊藤　晃，山村千絵：アロマオイルのニオイ刺激による唾液分泌促進効果―ブラックペッパーオイルとカルダモンオイルの場合―．日摂食嚥下リハ会誌 14：134-144, 2010.

3) Ebihara T, Ebihara S, Maruyama M, et al.：A randomized trial of olfactory stimulation using black pepper oil in older people with swallowing dysfunction. J Am Geriatr Soc 54：1401-1406, 2006.

4) Freeman S, Ebihara S, Ebihara T, et al.：Olfactory stimuli and enhanced postural stability in older adults. Gait Posture 29：658-660, 2009.

5) Munakata M, Kobayashi K, Niisato-Nezu J, et al.：Olfactory stimulation using black pepper oil facilitates oral feeding in pediatric patients receiving long-term enteral nutrition. Tohoku J Exp Med,

214：327-332, 2008.

6）安細敏弘：口腔内の保湿を目的とした口腔ケア（安細敏弘，柿木保明編著），今日からはじめる口腔乾燥の臨床，医歯薬出版，東京，90, 2008.

7）古賀良彦：香りが脳機能へ与える効果の脳波解析による測定．Aroma Res 1：66-69, 2000.

8）兵　　昇：ネブライザー療法の歴史．JOHNS 9：1521-1526, 1993.

9）日本耳鼻咽喉科感染症・エアロゾル学会編，急性鼻副鼻腔炎に対するネブライザー療法の手引き．第2章　総論1　吸入デバイスと薬液霧化特性，金原出版，東京，16, 2016.

10）Tanner K, Roy N, Merrill RM, et al.：Comparing nebulized water versus saline after laryngeal desiccation challenge in Sjögren's Syndrome. Laryngoscope 123：2787-2792, 2013.

11）Criswell MA, Sinha CK：Hyperthermic, supersaturated humidification in the treatment of xerostomia. Laryngoscope 111：992-996, 2001.

12）勝井則明：エビデンスに基づいたネブライザーおよび加湿器の院内感染対策．J Nara Med Assoc 55：133-150, 2004.

13）勝井則明，真鍋美智子，喜多英二：病棟で使用中の超音波式ネブライザーの微生物汚染対策．日環境感染会誌 24：15-20, 2009.

14）勝井則明，澤　清美，杉本麻紀，ほか：病棟で使用中のネブライザーの微生物汚染とその対策．耳展 49：3-7, 2006.

15）勝井則明，真鍋美智子，喜多英二：ネブライザーの微生物汚染対策．耳展 48：3-8, 2005.

16）勝井則明，真鍋美智子，喜多英二：ネブライザーの微生物汚染防止と適正使用法．医科器械学 70：311-316, 2000.

17）勝井則明，加藤信行，浅川祥司：ネブライザーによる院内感染とその対策．防菌防黴 26：321-326, 1998.

18）勝井則明，柳生善彦，川中二見，ほか：病院内で使用中のネブライザーの微生物汚染とその対策．防菌防黴 23：329-333, 1995.

19）高山八千代，川岸尚代，高橋和代，ほか：綿マスク着用による口腔内保湿の効果．日本看護学会論文集 看護総合 38：353-354, 2007.

20）吉井佐織，森島美佳，内海博明，ほか：口腔乾燥に対するマスクの保湿効果の検討（第1報）―温湿度ロガーを用いたマスク被覆内温・湿度の測定―．日摂食嚥下リハ会誌 14（3）：629, 2010.

21）後藤照代，森島美佳，内海博明，ほか：口腔乾燥に対するマスクの保湿効果の検討（第2報）マスクの性状の違いによる保湿感の検討．日摂食嚥下リハ会誌 14（3）：630, 2010.

22）廣澤　聡，山本　健，大城正一郎，ほか：夜間口腔乾燥症へのナイトガードの応用．鶴見歯学 32（3）：192-193, 2006.

23）Yamamoto K, Nagashima H, Yamachika S, et al.：The application of a night guard for sleep-related xerostomia. Oral Surg Oral Med Oral Pathol Oral Radiol Endod. Sep106：11-4, 2008.

24）Hodson NA, Linden RW：The effect of monosodium glutamate on parotid salivary flow in comparison to the response to representatives of the other four basic tastes. Physiol Behav 89（5）：711-717, 2006.

25）Satoh-Kuriwada S, Shoji N, Miyake H, et al.：Effects and mechanisms of tastants on the gustatory-salivary reflex in human minor salivary glands. Biomed Res Int 31：3847075, 2018

26）Pushpass RG, Daly B, Kelly C, et al.：Altered salivary flow, protein composition, and rheology following taste and trp stimulation in older adults. Front Physiol 31：10：652, 2019 .

27）王　宝禮，砂川正隆，山口孝二郎，ほか：歯科口腔外科領域における漢方治療のエビデンス．歯科薬物療法 34：23-30, 2015.

28) 大野修嗣：免疫疾患の漢方薬 RCT　シェーグレン症候群の唾液分泌障害に対する漢方薬治療の効果．漢方と最新治療 15：134-140. 2006..

29) 和木祐一，原　洋二，鈴井敏生：向精神薬で生じる口渇に対するカネボウ白虎加人参湯の使用経験．新薬と臨床 39：1730-1739, 1990.

30) 松本　啓，上山健一，鹿井博文：口渇とその治療―主として向精神薬による口渇について―．臨床と研究 67：2817-2819, 1990.

31) 成田洋夫：向精神薬による口渇．CurrentTherapy 6：1707-1710, 1998.

32) 矢部博興，小田切正孝，大沢武志：薬剤性口渇およびその他の身体症状にたいする白虎加人参湯（TJ-34）の効果．新薬と臨床 40：1367-1375, 1991.

33) 辰野　剛：精神科領域における口渇にたいするツムラ白虎加人参湯の効果．新薬と臨床 44：1773-1779, 1995.

34) 山田泰司，太田保之，中根允文：向精神薬による口渇患者にたいする白虎加人参湯の使用経験．和漢医薬誌 4：260-261, 1987.

35) 矢久保修嗣，小牧宏一：ジゾピラミドにより生じる口渇に対する白虎加人参湯エキス細粒の使用経験．日東洋医誌 46：433-438, 1995.

36) 萬谷嘉明：塩酸オキシブチニンの口渇に対する白虎加人参湯の使用経験．第 11 回泌尿器科漢方研究会講演集：79-86, 1994.

37) 海野雅浩，長尾正憲，室賀昭三：高齢者の口腔乾燥症状に対する白虎加人参湯の効果．日東洋医誌 45：107-113, 1994.

38) Yanagi Y, Yasuda M, Hashida K, et al.：Mechanism of salivary secretion enhancement by Byakkokaninjinto. Biol Pharm Bull 31（3）：431-435, 2008.

39) 戸谷収二：ドライマウス患者に対する白虎加人参湯エキス錠による治療効果．新薬と臨牀 62：1884-1888, 2013.

40) 新村哲夫，Zhang M，堀井裕子，ほか：海洋深層水温浴のリラックス作用および睡眠への影響の関する研究．日温気物医誌 67：155-164, 2004.

41) 高橋延昭，下澤久美子，神保孝一：海洋深層水の生物利用～特に医学利用について．札医大臨海医学紀要 5：17-28, 2002.

42) 中村和美，新村哲夫，土岐隆広，ほか：口腔乾燥に対する海洋深層水成分を含む口腔補湿液の有用性．医学と薬学 56：531-533, 2006.

43) 林　寿美，高岡千鶴子，斉藤恭子，ほか：オイルの種類による口腔内乾燥予防効果の比較　オイルスプレーによる口腔内乾燥の改善を目指して．日本看護学会論文集　看護総合 40：102-104, 2010.

44) 吉田里枝，井上裕子，伊藤和香：オリーブオイルを用いた口腔ケア後の口腔内乾燥の改善と細菌数の減少．鶴岡市立荘内病院医誌 14：47-52, 2003.

45) 川合有美，二夕月舞，谷口あゆみ，ほか：NIPPV（フェイスマスク）装着患者の口腔乾燥に対しゴマ油保湿の有効性の検討．医療の広場 58：33-36. 2018.

46) 窪田晃子，石橋一芳，石野健一，ほか：口腔乾燥に対する白ごま油の効果　市販の保湿剤との比較．日リハ看会録 22：58-60, 2010.

第5章

口腔ケアに用いる
便利な物品とその使い方

1　保湿剤

　ここでは最も多く使用される保湿剤の剤形である保湿ジェルについて述べる．粘性が高く，保湿スプレーより粘膜表層にとどまっており，粘膜表層の水分保持につながっている[1]．保湿・潤滑成分としてグリセリン，ヒアルロン酸，トレハロースなどが配合されている．グリセリンは水分蒸散に強く[1]，トレハロースは口腔乾燥症を抑制し口腔乾燥に関連した細胞損傷からの保護作用が示されている[2]．ヒアルロン酸は唾液中にも含まれ，優れた保水能を有し粘膜保護効果や潤滑効果に寄与していると考えられている[3]．

　口腔乾燥症を有している場合，大なり小なり口腔機能低下が生じていることが多く誤嚥に留意したケアを要する．保湿ジェルのように粘性が高いことは，適切に使用すれば誤嚥のリスクをより小さくできることにもつながり，口腔機能が低下した患者には適している．

1）保湿剤の選択

　保湿剤は「製品中に保持された水分を粘膜表面に供給するもの」「粘膜（細胞）が持っている水分を蒸散させないもの」のどちらかの考え方で製造されている（**図1**）．前者であれば，「薄く頻回に塗布」ということになり，後者であれば「細胞表面にとどまる時間」がポ

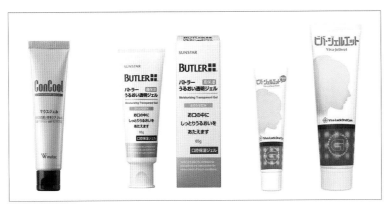

図1　さまざまな保湿剤

イントになる．保湿ジェルの製品のほとんどは後者であるが，製品の一部は「水分の補充」の効能を有する．製品の特徴や口腔乾燥症の状態に応じて，使用する保湿剤や使用方法を決めるのが望ましい．Barbe らは，薬剤誘因性の口腔乾燥症患者に対して 2 種類の保湿含嗽剤＋保湿ジェルによる口腔乾燥症状への効果について，ランダム化二重盲検のクロスオーバー試験を行っている．その結果，両製品ともに口腔内の健康状態や QOL を改善させるが，持続的な唾液分泌の代用にはならず一時的な症状緩和にとどまり，患者の好みや症状に合わせた製品の選択になるだろうと報告している [4]．

2）一般的な使用方法

口腔乾燥の状態では，剥離上皮の堆積が生じ乾燥した粘膜に固着する．スポンジブラシなどで粘膜の清拭を行う前に，保湿ジェルを口腔粘膜全体になじむように塗布する．口腔粘膜をマッサージするように塗布すると，刺激時唾液の分泌を促すことも可能である．口腔粘膜や固着した汚れが湿潤してきたら，スポンジブラシで愛護的に除去し，保湿ジェルを塗布する．

3）注意点

常時開口している患者や口腔乾燥が著しい患者では，保湿剤が乾燥し口腔粘膜に膜状に固着していることがある．保湿剤自体に含まれる水分が蒸発していることに加えて，ヒアルロン酸や可溶性でんぷんを用いた保湿剤では浸透圧の影響で逆に口腔粘膜の水分を奪っていることがある．グリセリンも吸湿性があるため濃度に注意が必要である．口腔乾燥が著しいため，多めに保湿剤を塗布して口腔乾燥が緩和されたことを示したデータはない．乾燥状態をきちんと評価し，製品の推奨量を適切な頻度で塗布するのが望ましい．

加えて，塗布する前には必ずスポンジブラシで口腔粘膜を清掃しつつ，前回塗布した保湿剤が固着していないか確認し，「保湿剤の重ね塗り」にならないように留意する．

粘性が高いので誤嚥のリスクが低いといいながらも，余剰に塗布すれば咽頭に流れる可能性はある．保湿剤の味や口腔への機械的刺激だけでも刺激時唾液が分泌され，容易に保湿剤が咽頭に流れることが予想される．発泡剤などは含まれていないのでわざわざ洗い流さなくてもいいが，余剰分はスポンジブラシで拭い去るか吐き出してもらう．

（山田有佳）

文　献

1) 知念正剛，黒木まどか，貴島聡子，ほか：口腔保湿剤の粘度と水分保持能力との関係について．老年歯学 28（1）：3-9，2013．

2) Mori, Y. Yano, F. Shimohata, N. et al.：Trehalose inhibits oral dryness by protecting the cell membrane oral dryness by protecting the cell membrane. Int J Oral Maxillofac Surg 39：916-921, 2010.

3) Pogrel MA, Lowe MA, Stern R：Hyaluronan（hyaluronic acid）in human saliva. Arch Oral Biol 41（7）：667-671, 1996.

4) Barbe A G, Schmidt-Park Y, Hamacher S, et al.：Efficacy of GUM® Hydral versus Biotène® Oralbalance mouthwashes plus gels on symptoms of medication-induced xerostomia: a randomized, double-blind, crossover study. Clin Oral Invest 22：169–180, 2018.

2 含嗽剤

保湿ジェルや保湿スプレーに比べると保湿力自体はあまり期待できないが，そもそも含嗽剤の一番の目的は洗浄である．口腔乾燥を有している場合，口腔粘膜は脆弱で刺激に対して弱いので，口腔乾燥用の含嗽剤はアルコールフリーであることや，保湿・潤滑作用のあるグリセリン，トレハロース含有であることが特徴である．他にも抗菌成分などが含有されている（図2）.

Kobayashi らは，60 例の経管栄養患者に対して「保湿含嗽剤＋保湿ジェル（M+m）」「保湿含嗽剤（M）」「水含嗽＋保湿ジェル（W+m）」「水含嗽（W）」の4群にランダムに群分けして嫌気性菌数，Tongue Coating Index（TCI），舌の湿潤レベルを測定した．嫌気性細菌数は全群で減少し，2週間後のM+mとW+mの群，M+mとWの群，MとWの群の間で有意差を認めた．TCI も全群で減少し2週間後のM+mとWの群間で有意差があった．湿潤レベルに関しても全群で増加し，2週間後のM+mとMの群間，M+mとWの群間，W+mとWの群間で有意差を認めた．保湿ジェルで保湿しつつ保湿含嗽剤で洗浄することが最も口腔内環境を改善することを示している[1].

アルコール成分が含有されている含嗽剤を使用すると，粘膜表面の水分が奪われ乾燥がさらに悪化し，灼熱感などの不快症状を引き起こす．多くのう蝕予防や歯周病予防の含嗽剤には，溶解剤としてアルコールが含まれている．しかし，これらの含嗽剤も口腔衛生の側面では重要であり，Nair らは163例の口腔乾燥症患者に対してアルコールフリーとアルコール含有の含嗽剤を2回／日，7日間含嗽するというランダム化二重盲検試験を行い，短時間の

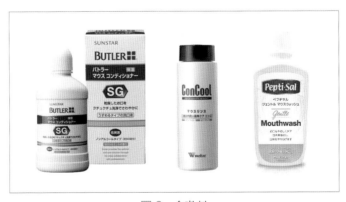

図2 含嗽剤

使用であれば両群間の口腔乾燥症状に差がないと報告している[2]．ただしこの試験は重度の口腔乾燥症患者が含まれず，使用も短期間であるので議論の余地が残っている．現時点では，他にも代替方法があるのであれば，口腔乾燥症の患者に対しては基本的には保湿作用のある含嗽剤を使用することが望ましいだろう．

保湿作用とは離れるが，口腔乾燥になると唾液緩衝能が低下しバイオフィルムのpHは酸性に傾く．アズレンスルホン酸ナトリウム水和物・炭酸水素ナトリウムの成分である炭酸水素ナトリウムは，バイオフィルムのpHの上昇効果があると報告されている[3]．

グリセリンの含嗽もよく行われている．Kvalheimらは30例の口腔乾燥症を有する緩和ケア患者に対し，17％グリセリン水ガーゼ，2種の保湿剤を使用したランダム化クロスオーバー試験を実施した．グリセリンが最も口腔乾燥症状を緩和したが，2時間で効果が消失した．他の2剤は2時間以上経過しても効果を維持したが，患者はグリセリンを好む傾向にあったと報告している[4]．

比較的口腔機能が維持されて含嗽が可能な場合で，口腔乾燥症も軽度であれば，保湿ジェルは不快感を強く感じる可能性がある．含嗽では持続的な保湿とはなりにくいが，症状の軽減につながる可能性はある．さらに，ジェルやスプレーの粘性が不快な場合には，ガーゼやスポンジなどに保湿含嗽剤を浸漬させて口腔粘膜に浸透させるという代替方法で少しでも乾燥症状を軽減させることも一考である．

（山田有佳）

文　献

1）Kobayashi K, Ryu M, Izumi S, et al.：Effect of oral cleaning using mouthwash and a mouth moisturizing gel on bacterial number and moisture level of the tongue surface of older adults requiring nursing care. Geriatr Gerontol Int 17：116-121, 2017.
2）Nair R, Chiu SE, Chua YK, et al.：Should short-term use of alcohol-containing mouthrinse be avoided for fear of worsening xerostomia? J Oral Rehabil. Feb; 45（2）：140-146, 2018.
3）Zero DT：Evidence for biofilm acid neutralization by baking soda. J Am Dent Assoc. Nov；148（11S）, 2017.
4）Kvalheim SF, Marthinussen MC, Haugen DF, et al.：Randomized controlled trial of the effectiveness of three different oral moisturizers in palliative care patients. Eur J Oral Sci 127：523-530, 2019.

3　保湿スプレー

保湿スプレーは保湿ジェルと成分は似ており，保湿ジェルより流動性に富んだ保湿剤で，噴霧させて薄く広く粘膜に広げる．直接口腔内に器具や手指を挿入することをせずに，比較的まんべんなく粘膜に保湿剤を行き届かせることが可能であり，簡便で衛生的である（図3）．口腔内に器具を挿入することもままならない患者や酸素マスクを少しの時間も外せない患者の場合は，数回の噴霧で保湿剤を口腔内にいきわたらせることが可能なため有用であ

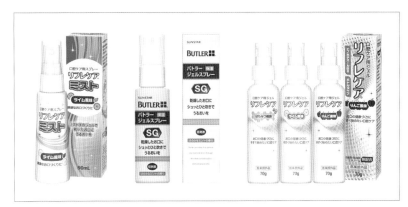

図 3　さまざまな保湿スプレー

る．また，このような場合は口腔ケアに時間をかけられず，口腔ケアが一度で終わらないことが多い．ちょっとした合間を利用して何回かに分けた口腔ケアを行う場合に，噴霧という方法は非常に扱いやすい．

1）保湿剤の選択

　保湿ジェルの項でも述べたが，保湿剤は「製品中に保持された水分を粘膜表面に供給するもの」「粘膜（細胞）が持っている水分を蒸散させないもの」のどちらかのコンセプトで製造されており，保湿スプレーは一般的には「水分の補充」であり，一部の製品において「水分を蒸散させない」効能を有する．口腔乾燥がそれほど重篤でなければ「水分を供給する」保湿剤でも十分であり，保湿スプレーが適切と考えられるが，口腔乾燥が著しい場合は，「水分を蒸散させない」保湿剤が必要で，やはり保湿ジェルを第一に考える．さらに，高流量の酸素投与を受けている場合は口腔乾燥もかなり重度であり，保湿剤自体もすぐに蒸散し口腔粘膜に固着する．その上，酸素マスクを外してのケアはできるだけ短時間に済ませなければならない．そのような場合は保湿スプレーによる「水分の補充」のみで代用せざるを得ないだろう．

　噴霧タイプのものに本邦では，保湿剤以外に人工唾液のスプレーがある．これはあくまで唾液の代用品であり保湿剤ではない．本邦には両者を比較した報告はなく，海外ではMouly らが噴霧タイプの代用唾液と保湿スプレーを比較し，保湿スプレーの方が口腔乾燥症や口腔組織の改善に優れていると報告している[1]．

2）基本的な使用方法

　多くの製品は口腔内全体にいきわたらせるには 2，3 回のプッシュとなっている．噴霧の頻度は製品によって異なるので，確認されたい．特に舌に噴霧させて口腔粘膜を舐めまわすようにすると，より全体に保湿剤がいきわたる．飲み込むことはせず，余剰分は口から吐き

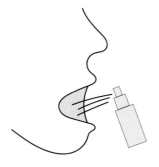

図 4　噴霧時の注意
スプレーは咽頭に向けず，舌や
頰粘膜に向けるように噴霧する.

出すか拭い去る.

3）注意点

　保湿ジェルは粘性が強く，塗布後に硬く膜状に固着することが度々生じ，薄く広がる保湿
スプレーは膜状に固着しにくいとイメージされやすいが，「膜」を形成しないとは限らない.
噴霧する前にはきちんと口腔粘膜の性状や汚れの有無を確認した上で噴霧する.

　粘性が弱い分，誤嚥には留意が必要である. やみくもに咽頭に噴霧せず，舌や頰粘膜に向
けて噴霧するように注意する（図4）. 特に口蓋に噴霧する際は注意する.

（山田有佳）

文　献

1）Mouly S, Salom M, Tillet Y, et al.：Management of xerostomia in older patients：a randomised
　　controlled trial evaluating the efficacy of a new oral lubricant solution. Drugs Aging 24（11）：957-965,
　　2007.

4　唾液腺マッサージ

　口腔乾燥症を解消する方法の1つとして，大唾液腺を経皮的にマッサージするという手技
（以下，唾液腺マッサージ）がある. いくつかの報告などから，概ね以下のような手技が基
本となっている.
　①　耳下腺（図5）
　　指を3, 4指おいて円を描くようにグルグル回す. 後ろから前に回すように行う（10回）.
　②　顎下腺（図6）
　　下顎内側の柔らかい部分を耳の下から顎の先に向かって3～5カ所，順に舌を押し上げ
るように押す（5回）.
　③　舌下線（図7）
　　顎の前内側部に指を当てて，舌を突き上げるように押し上げる（10回）.
　　圧迫は2, 3秒程度で，これらの動きを複数回行う. 顎下腺や舌下線に関してはあまり指

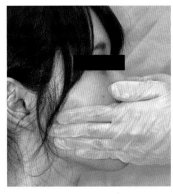
図 5　耳下腺

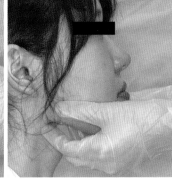
図 6　顎下腺

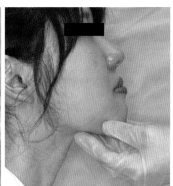
図 7　舌下腺

を立てると痛いので注意が必要である．

　唾液腺マッサージで腺体内唾石を流出させた報告[1]があるので，腺内に貯留している唾液を流出させることは可能であると考えられる．さらに唾液腺にも機械的刺激の受容体が存在するため，口腔機能低下にて機械的刺激が減少した場合は，マッサージによって神経機能が賦活化する可能性を秘めている．

　松尾は，69 例の女性に 3 分間の歯磨き後に 2 分間唾液腺マッサージを行い，マッサージ前後の唾液分泌量と口腔内細菌数を測定した．マッサージ後には有意に唾液分泌量は増加し，主観的評価でも「良く出る」が半数以上だった．しかし，口腔内細菌数の減少は 26％程度で有意差を認めなかった[2]．さらに松尾らは，10～70 歳代の 99 例に対して，2 分間唾液腺マッサージを行った後の唾液分泌量や口腔乾燥について調査し，年代別の解析を行った．その結果，各年代間でのマッサージ後の唾液分泌量，各年代別での口腔乾燥と唾液分泌の有無に有意差を認めなかった[3]．

　小林らは，脳神経疾患の経管栄養患者 9 例に対して 1 日 1 回口腔ケア後に唾液腺マッサージを 30 日間行い，初日および 10 日間隔で口腔ケア前・マッサージ後 120 分までの口腔粘膜水分量を 30 分毎に口腔水分計で測定した．口蓋と歯肉は有意に水分量が増加し，マッサージ後 90 分まではどの部位でも水分量が増加する傾向だったが，長期的には水分量に変化がなかった[4]．原は，37 例の若年成人女性と 13 例のデイサービス利用の高齢者に対して，セルフマッサージと他者によるマッサージを行い，唾液分泌量，口渇感，分泌たんぱく質など多岐にわたって調査している．若年者に対しては唾液腺マッサージを 1 回のみ行い，高齢者に対しては 1 日 1 回 1 年間行った．若年者の約 65％，高齢者の約 45％でセルフマッサージによる唾液分泌量の増加を認め，有意に増加したのは直後のみでその後は減少傾向だった．他者マッサージでは若年者の約 8％，高齢者の約 31％で分泌量が増加したが，全ての時点で有意な増加を認めなかった．口渇感を訴えた高齢者は有意に安静時唾液が少なく，マッサージを継続すると口渇感の VAS が 6 カ月後には有意に低下した．しかし，1 年後においても安静時唾液量の有意な増加は認められなかった[5]．

一方，Ohara らは口腔乾燥を有する自立高齢者に対し，口腔衛生指導，顔面・舌・頸部の機能運動，唾液腺マッサージを組み合わせた口腔機能療法を 3 カ月間行う群と非介入群に群分けして比較し，介入群で安静時唾液量が増加したことを報告している[6]．Hakuta らも顔面と舌の機能運動，唾液腺マッサージを組み合わせた口腔機能療法を自立高齢者に対して 3 カ月間行い，介入群で有意に唾液分泌量が増加したと報告している[7]．しかし，Sato らは口腔乾燥感のない低活動高齢者に唾液腺マッサージ，舌運動，発音訓練を 6 週間導入し唾液分泌量や唾液中の IgA 濃度等を調査したところ，介入後 6 週での刺激時唾液分泌量は有意に低下したと報告している[8]．

　唾液腺マッサージを行うと直後は唾液分泌量が増加するが，持続的な唾液分泌量の増加については，舌・顔面筋・頸部を運動させる口腔顔面機能運動を組み合わせての効果であり，唾液腺マッサージ単独の効果は明らかではない．このことを裏付けるように，Nam らは口腔顔面機能運動や頸部の運動訓練のみを介護施設患者に対して行ったところ，非介入群に比べて有意に唾液分泌量の増加，口腔乾燥症状の減少を認めたと報告している[9]．

　要介護高齢者では口腔乾燥を生じていることが多く，口腔ケアを行う際にも乾燥状態を緩和させてから開始することになる．そのため，唾液分泌を一時的に補助する目的で，唾液腺マッサージを口腔ケアの開始時に取り入れることは効果があるかもしれない．しかし，保湿剤の刺激や口腔内をスポンジブラシで清掃するといった機械的刺激だけでも唾液分泌は誘導されることを考えると，口腔ケアの前準備として唾液腺マッサージを行うことは必須ではないと考えられる．

　前述の原の研究では，セルフマッサージと他者マッサージでの緊張感や嫌悪感などの主観的評価も行われ，高齢者ではセルフマッサージ，他者マッサージ共に好ましく感じている者が多かったと報告している[5]．そのため，口腔内に器具などが挿入不可能なくらい過敏化している症例，口腔機能フレイルが高度に進行し舌運動や顔面筋運動がほとんどできない症例，マッサージによる安心感を得たい症例には，唾液腺に限らず顔面のマッサージを併用することにより一時的ではあるが，口腔乾燥感を改善することが期待できる．

（山田有佳）

文　献

1) Konstantinidis S, Paschaloudi S, Triaridis G, et al.：Constantinidis. Bilateral multiple sialolithiasis of the parotid gland in a patient with Sjögren's syndrome. Acta Otorhinol Aryngologica Italica 27：41-44. 2007.
2) 松尾恭子：女性を対象とした唾液腺マッサージによる唾液分泌量と口腔内清潔度の検討．日本看護学会論文集：ヘルスプロモーション 46：77-79，2016.
3) 松尾恭子，川崎裕美：唾液腺マッサージによる唾液分泌の年代別比較による高齢者の口腔ケアの課題．日職災医誌 66：124-128，2018.
4) 小林悦子，笠村祐希，金子あゆみ：経管栄養患者の口腔乾燥に対する唾液腺マッサージの効果．日本看護学会論文集：総合看護Ⅱ 37：265-267，2007.

5）原久美子：唾液腺マッサージによる唾液腺機能賦活に関する研究．広大歯誌 40：10-29，2008.

6）Ohara Y, Yoshida N, Kono Y, et al.：Effectiveness of an oral health educational program on community-dwelling older people with xerostomia. Geriatr Gerontol Int 15：481-489，2015.

7）Hakuta C, Mori C, Ueno M, et al.：Evaluation of an oral function promotion programme for the independent elderly in Japan. Gerodontology 26：250–258，2009.

8）Sato M, Sugimoto M, Yamamoto Y, et al.：Effect of oral functional training on immunological abilities of older people: a case control study. BMC Oral Health 18：4，2018.

9）Nam M, Uhm D：A comparative study of the effects of intra and extra circumoral exercise for older people on oral health at nursing homes: a non-equivalent trial. J Adv Nurs 72（9）：2114-2123，2016.

5　開口器・バイトブロック

　要介護高齢者の方には，認知症や脳血管疾患などの基礎疾患や既往症により意思疎通困難や感覚過敏などの症状によって，開口障害のある患者が少なくない．開口器・バイトブロックは，開口指示が通らない，開口が保持できない，咬反射があるなどの開口障害のある方の口腔ケアを実施する際に使用すると便利である．開口器・バイトブロックを使用することで，十分な視野の確保ができ，口腔ケアの時間短縮，ケアの効率向上にもつながる．また，拒否がみられる患者や咬反射のある患者においては，術者の指を誤って噛まれないために使用するのも良いであろう．

　歯科診療においては，一般的に万能開口器®（一般型）（図8）や NIKKO バイトブロック®（図9）を使用することが多い．バイトブロック® 使用時にはデンタルフロスを巻き付け，長めに切った先を指に巻いておくと誤飲防止になる．病院や施設，在宅で日常の口腔ケアをする際には，指にはめて使用するデンタルブロック®（図10）やバイトブロックS®（図11）などシリコン製で柔らかく，歯や口腔内を傷つけにくいものが良い．バイトブロックS® はライトを挿入することもできる（図12）．オーラルバイト®（スリム・ワイド）（図

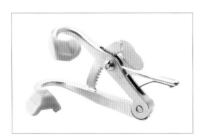

図8　万能開口器®
（出典：（株）YDM）

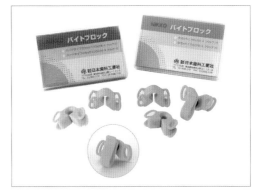

図9　NIKKO バイトブロック®
（出典：日本歯科工業社）

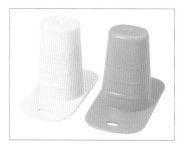

図10　デンタルブロック®
（出典：（株）オーラルケア）

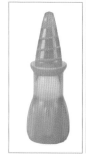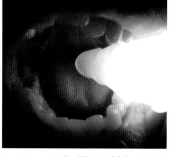

図11（左）バイトブロックS®，図12（右）使用例
（出典：（株）亀水化学工業）

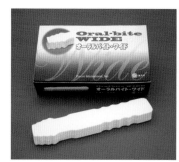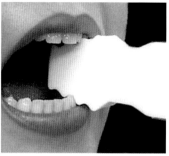

図13（左）オーラルバイト®，図14（右）使用例
（出典：ザイコア・インターナショナル・インク）

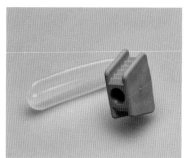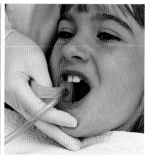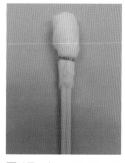

図15　サリババイトブロック®　　　図16　使用例　　　図17　割りばしガーゼ
（出典：ザイコア・インターナショナル・インク）　　　　（提供：福山医療センター）

13，14）は，歯肉や粘膜で噛んでも痛くない硬質ウレタンスポンジでできているため，無歯顎の患者や咬合する歯がない患者への使用が向いており，多くの病院や施設で使用されている．また，吸引をしながら口腔ケアをする際には，排唾管を挿入して使用するサリババイトブロック®（図15，16）など多機能型になっている商品もある．

　物品の購入や準備が困難な場合には，割り箸ガーゼ（図17）など，自分でバイトブロックを作成し使用すると良い．特に，身近にある材料で手軽に作成できるものは，施設や在宅において介護スタッフやご家族にも使用してもらいやすい．

（藤原千尋）

6　ライト

　口腔内を観察する際は，口腔内を照らすライトが必需品である．口腔内は構造上，入口が狭く奥に向けて広がっている．かつ奥行きがあり，例えるなら洞窟のような作りになっているため，口腔内は暗い場所である．また，口腔粘膜の色調や凹凸，詳細な変化を評価するためには明るい環境は必要である．ライトを当てる際には，遠くから口腔内を全体的に当てるより，光の焦点をポイント的に当てていくほうがより良くみえる．術者がみている箇所を追うようにライトを当てるのがポイントである（図 18）．

　多くの施設で使用しているのはペンライトである．ペンライトは，LED ライトを使用したものが良い（図 19）．ペンライトは，手軽に持ち運べ，病院や施設での口腔ケアや在宅訪問での口腔ケア時にも多く使用されている．口腔ケア実施前後を含め，適宜ライトを使用した口腔内の観察が必要である．また，口腔ケア実施時に常時ライトが使用できるよう，プレスタライト®（図 20）のような指に装着する簡易的なものもある．

　複合化しているライトでペンライトに耐熱開口器が付いているホタルセット®（図 21，22）もある．また，ミラーとライトが組み合わされたライトミラー®（図 23）は，歯の裏側や口蓋を観察する際に有用である．

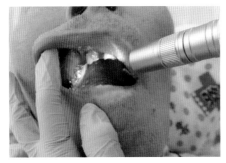

図 18　ライト使用（提供：福山医療センター）

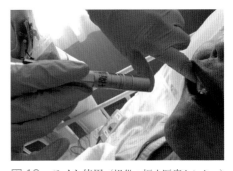

図 19　ライト使用（提供：福山医療センター）

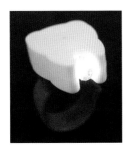

図 20　プレスタライト®
（出典：(有)ベルデンタサプライ）

図 21　耐熱ホタル，ホタルセット®
（出典：ファイン（株））

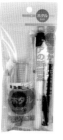

図 22　耐熱ホタル使用例
（出典：ファイン（株））

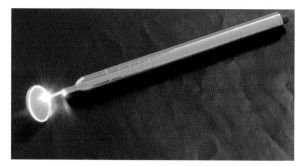

図 23　ライトミラー®
（出典：(株)マイクロテック）

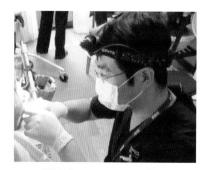

図 24　ヘッドライト使用
（提供：猪原歯科リハビリテーション科）

　近年，訪問歯科診療や口腔ケア領域においては，両手を使用できるよう頭に装着するヘッドライトを使用している歯科医院も多い（図 24）．

（藤原千尋）

7　スポンジ・口腔ケアティッシュ

　要介護高齢者や口腔乾燥症を有する患者には，口腔粘膜清掃，特に舌清掃は重要になる．非経口摂取の患者においては，自浄作用が低下し汚染物は粘膜にも付着しやすい．また，含嗽困難な患者においても汚染物を回収するために粘膜清掃は必須である．口腔乾燥のある患者においては，スポンジや口腔ケアティッシュによる粘膜清掃により，口腔内に刺激を与えることで唾液分泌促進にもつながる．

　スポンジは，マウスピュア口腔ケアスポンジ®（図 25），ビバくるりん®（図 26）などがある．また，開口障害のある患者や口腔粘膜の凹凸のある細かいところまで清掃する場合は，マウスピュア口腔ケアスポンジS®のような小さいサイズのものを使用する．スポンジはさまざまなサイズがあるため，個々の患者に応じて選択すると良い（商品 HP 参照）．さらに，口腔粘膜が脆弱になり非薄化している場合は，バトラースポンジブラシ®（図 27）のような柔らかいスポンジを推奨する．スポンジには，紙軸とプラスチック軸があるが，衛生管理や使用感の視点からプラスチック軸を使用する方が良い．

　口腔ケアティッシュは，口腔ケアウェッティー®（図 28）や1枚が小さめのサイズになっているリフレケア® W（図 29）などがよく使用されている．また，いちごやオレンジの風味のあるマウスティシュー®（図 30）のようなものもある．風味のある口腔ケアティッシュを使用することで，口腔清拭と同時に味覚刺激や嗅覚刺激を与えることができる．口腔ケアティッシュは，指に巻いて使用するため1枚が大きすぎると患者の口腔内に挿入した際，不快に感じることがあるので注意が必要であり，乾燥したもので口腔内を清掃すると口腔粘膜

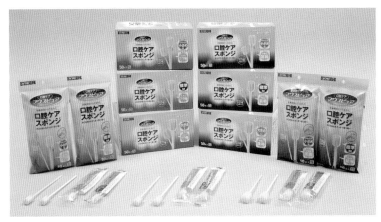

図 25　マウスピュア口腔ケアスポンジ®（出典：川本産業(株)）

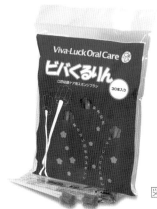

図 26　ビバくるりん®
（出典：東京技研(株)）

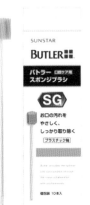

図 27　バトラースポンジ
ブラシ®
（出典：サンスター）

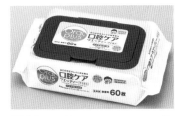

図 28　口腔ケアウエッティー®
（出典：和光堂）

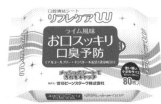

図 29　リフレケア® W
（出典：雪印ビーンスターク(株)）

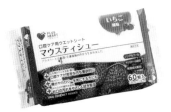

図 30　マウスティシュー® いちご
（出典：オオサキメディカル(株)）

を損傷させる危険もあるため，ガーゼを使用した口腔粘膜清掃は推奨できない．

　病院や歯科医療従事者においてはスポンジの使用が多いが，在宅や施設などで介護者が口腔ケアを実施する場合は，口腔ケアティッシュを使用するほうが簡便，低コストで実施できる．

（藤原千尋）

　近年，歯ブラシはさまざまな形状をしたものが販売されており，ヘッドの大きさや毛の柔らかさなどさまざまである．個々にあった歯ブラシを選択するには，かかりつけ歯科医院でブラッシング指導をしてもらう必要がある．

　口腔乾燥症を有する要介護高齢者の歯ブラシの選択方法としては，まずセルフケアと介助者による口腔ケアに分けて考える必要がある．自立支援のため，セルフケアを実施するのは当たり前であるが，全身状態の悪化やADL低下に伴い，多くの要介護高齢者においては，セルフケア能力は低下し清掃効果も乏しくなる．口腔乾燥を有する要介護高齢者の場合，介助者の口腔ケアが必要になり歯科衛生士のみならず看護師，介護職も口腔ケアの介助を行う必要がある．よって，清掃効果の乏しいセルフケア時に使用する歯ブラシと清掃効果の質を高める介助による口腔ケア時に使用する歯ブラシでは，用途や術者に合わせて歯ブラシを選択する必要がある．

　介助者による口腔ケアの場合，細かいところまで清掃する必要があるため，歯ブラシは，毛先は柔らかめでヘッドの小さい歯ブラシの使用が望ましい．タフト® 24S，タフト® 24SS（図31），BUTLER＃03 S®，BUTLER＃025 NEO S®（図32）などは，使い勝手が良く，広く使用されている．また，さらに細かいところを磨く際にはP-Cure®（図31）やEX onetuft S®（図33）などのワンタフトブラシを使用すると歯頸部や歯間部の清掃もできる．

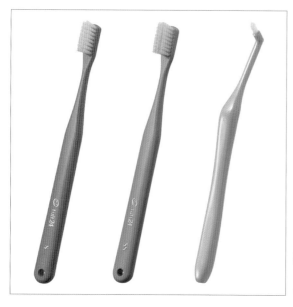

図31　タフト24S®，タフト24SS®，
　　　P-Cure®
（出典：㈱オーラルケア）

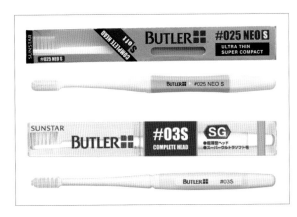

図 32　BUTLER ＃025 NEO S®,
　　　　BUTLER ＃03 S®
（出典：サンスター（株））

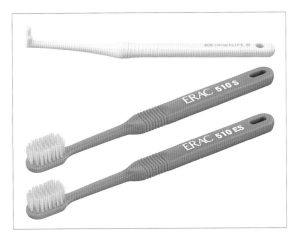

図 33　EXonetuft S®, ERAC510S®,
　　　　ERAC510ES®
（出典：ライオン歯科材（株））

　セルフケアの場合，要介護高齢者においては上肢および手指などの細かい動作が困難な場合が多い．また短時間で簡便な口腔ケアを実施するために，ERAC 510®（図 33）のような幅広ハンドル，大きめヘッドで毛先が柔らかく，粘膜も同時にケアできるような歯ブラシは高齢者が使用するには有用で，セルフケアの効果も上がる．

（藤原千尋）

第6章

口腔ケアの実際

1 要介護高齢者へ安全に実施できる口腔ケア「水を使わない口腔ケア」

1）はじめに

　近年，口腔内細菌は誤嚥性肺炎や心内膜炎，敗血症などの全身疾患と密接に関連していると報告されている[1,2]．さらには，要介護高齢者のデンタルプラーク（以下，プラーク）からは肺炎起炎菌が高率に検出されたとの報告[3]もあることから，誤嚥性肺炎をはじめとする全身疾患を予防するためには，口腔内細菌を減少させることが必須であることが示唆される．

　しかし，口腔ケアを行うことで誤嚥性肺炎が予防できるとの報告がある一方で，口腔ケアによって誤嚥性肺炎起炎菌を気管や肺に入れ込んでしまい，誤嚥性肺炎を誘発させる危険性も指摘されている．過去には，看護師による口腔ケア中の死亡事例の報告や口腔ケア後の死亡事例に多額な損害賠償判決も報告されている[4]．このことから，嚥下機能や喀痰機能が低下している要介護高齢者への口腔ケアではリスク管理を徹底する必要がある．

　口腔ケアにより誤嚥性肺炎を引き起こす原因については，口腔ケア時の洗浄水や汚染物の回収が不十分なことが考えられる．その中でも，現在多くの病院や施設，在宅で実施されている汚染物を口腔外へ排出するために水で洗浄する方法は，非常に高いリスクとなり得る．嚥下機能や喀痰機能が低下している寝たきりの要介護高齢者に水を使って洗浄することにより，誤嚥性肺炎起炎菌を含む洗浄水を誤嚥させるリスクがあり，さらにはその洗浄水が口腔内に残ることで口腔ケア後に不顕性誤嚥を引き起こす可能性もある．

　菅ら[5]は，口腔ケアで口腔用湿潤剤を歯磨剤に準じて用い，ブラッシングで遊離させたプラークを湿潤剤で保持し，湿潤剤ごと口腔外に回収するという手法を提唱している．これは，洗浄水で口腔内を洗い流す方法と比較し，洗浄水の誤嚥リスクをなくし，さらには口腔ケアによって除去された汚染物の咽頭への落下を予防することが可能である．われわれはこの意見に賛同し，さらに発展させて，先で述べたような嚥下機能や喀痰機能が低下し誤嚥リスクがある要介護高齢者に対して，乾燥した汚染物を軟化させ吸引・除去しやすい口腔ケア専用ジェルとして「お口を洗うジェル（日本歯科薬品）」を開発した．「お口を洗うジェル」を用いて，安全に口腔ケアを実施するために考案し標準化した口腔ケア手技が，「水を使わない

口腔ケア」である．

2）水を使わない口腔ケアの実際

　水を使わない口腔ケアは，有病者や要介護高齢者の口腔ケアを誤嚥せずに安全に行うために考案した専門的口腔ケア方法である．われわれが考案した水を使わない口腔ケアはシステム化されていることから，必ずわれわれが推奨する手順で行い，使用器具も指定の物を用いていただきたい．それにより水を使わない口腔ケアの有効性が十分に発揮できる．そのため，お口を洗うジェルを使用しているが吸引嘴管を使用しない場合は，水を使わない口腔ケアシステムではないことをご理解いただきたい．水を使わない口腔ケアの手順は以下の通りである（図1，2）．

① 口腔周囲の清拭

　希釈したポピドンヨードをしみこませたガーゼで口唇周囲を清拭する．この一番の目的は，口腔周囲の細菌を口腔内に持ち込むのを防ぐためである．さらに，口腔内をすぐに触るのではなく，口腔周囲から触れることにより，患者の口腔ケアに対する抵抗を減少させることも目的としている．

② 口唇をジェルで保湿し，口角鉤を装着する

　術野の確保のため，口角鉤を装着し頬と口唇を排除する．その際，口唇乾燥がある状態で装着すると口唇や口角に裂傷が生じ出血する可能性があるため，必ず保湿を行う．

③ 吸引嘴管で除去可能な食渣や粘性の痰を除去する

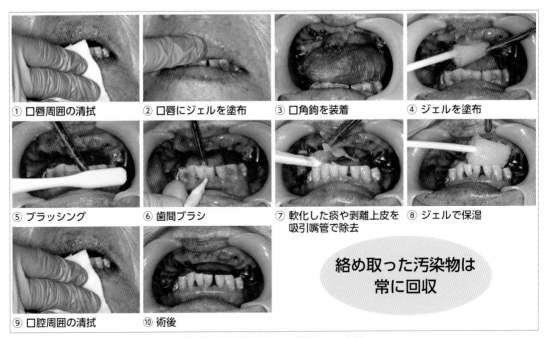

① 口唇周囲の清拭　② 口唇にジェルを塗布　③ 口角鉤を装着　④ ジェルを塗布
⑤ ブラッシング　⑥ 歯間ブラシ　⑦ 軟化した痰や剥離上皮を吸引嘴管で除去　⑧ ジェルで保湿
⑨ 口腔周囲の清拭　⑩ 術後

絡め取った汚染物は常に回収

図1　水を使わない口腔ケアの手順

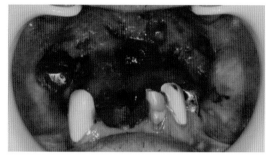
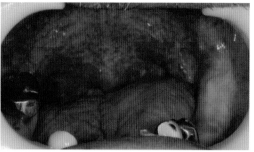

初診時　　　　　　　　　　　　　　　　　　　口腔ケア介入後

図2　水を使わない口腔ケア介入前後

　痰や唾液・食物残渣など，簡単に除去が可能な汚染物を吸引嘴管で吸引し口腔外へ排出する．ここで，可能な限り汚染物を減らすことで，後の口腔ケアの効率が上昇する．

④　口腔内の保湿

　口腔乾燥がある場合は，乾燥した口腔粘膜上皮が唾液や痰・細菌と混ざり，剥離上皮や痰などの汚染物となって口腔粘膜や歯に張り付くことがある．無理に剥がすと粘膜が傷つき出血する恐れがあるため，スポンジブラシを使ってお口を洗うジェルを口腔内全体に塗布し，乾燥した汚染物を軟化させる．ジェルを塗布する際に大量に塗布すると咽頭へ流入する恐れがあることから，口腔内全体に薄く延ばすようにして塗布する．

⑤　ブラッシング

　乾燥した汚染物にお口を洗うジェルが浸透するまでには時間がかかる．効率的に口腔ケアを実施するために，その時間を利用して歯ブラシと歯間ブラシによるブラッシングを行う．利き手に歯ブラシを，利き手と逆の手に吸引嘴管を持ち，ブラッシングにより歯面から遊離した汚染物を常に吸引嘴管で吸引し口腔外へ排出していく．さらに，歯間ブラシを使用し，歯間部の汚染物も除去する．この際，歯ブラシや歯間ブラシにもお口を洗うジェルを少量付けることで，汚染物を絡めとり，まとめて吸引することが可能となり，口腔内へ細菌をまき散らす心配がない．

⑥　口腔粘膜に張り付いた汚染物の除去

　乾燥した汚染物へお口を洗うジェルが浸透して軟化した後，軟毛ブラシで汚染物を剥がしていく．その際，吸引嘴管で粘膜から剥がれたものは吸引していく．軟毛ブラシの動かし方は，汚染物が咽頭へ入ることがないように，口腔内の奥から手前に動かすことが基本となる．その際，口蓋や舌などの粘膜が脆弱になっている場合は，出血に注意する必要がある．

⑦　口腔内の清拭

　口腔内の汚染物の除去が終了後，きれいに水洗いし水気をよく絞ったスポンジブラシで口腔内を清拭し，口角鉤を外す．口角鉤がかけられていた頬粘膜部分も清拭する．

⑧　保湿

　口腔乾燥がある場合は，乾燥により汚染物が付着しやすくなり，さらには口腔粘膜が傷つ

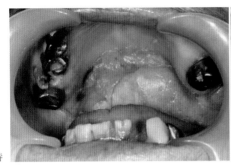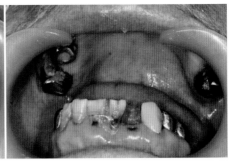

初診時　　　　　　　　　　　　　　　　　　　　　　　　　　　　　　　　　　　　　　1 週間後

図 3　水を使わない口腔ケア介入前後の口腔内

きやすくなることから，口腔ケア終了後にも保湿目的でお口を洗うジェルを薄く口腔内全体
に塗布する．

⑨　口腔周囲の清拭

　水をしみこませたガーゼで口腔周囲を清拭し，口腔周囲に付着したジェルや汚染物を取り
除く．

3）水を使わない口腔ケアを実施した症例

　（国研）国立長寿医療研究センター歯科口腔外科では，医科から口腔ケア依頼のあった入
院患者の口腔ケアを実施している．患者の大多数は高齢者であり，2018 年の 1 月から 7 月
までに口腔ケア依頼のあった患者の平均年齢は 83.1 ± 8.4 歳であった．また，患者の主疾患
は認知症，脳血管疾患，神経疾患の順に多く，要介護高齢者がほとんどである．

　図 3 は脳梗塞で入院した患者である．左は口腔ケア介入当初であるが，経口摂取が不良
であり，口腔機能の低下により常時開口状態であったため口腔内が非常に乾燥しており，さ
らには口腔粘膜に乾燥した汚染物の付着が認められた．この患者に対して，歯科衛生士が指
導した看護師の毎日の口腔ケアの介入に加え，週に 3 回歯科衛生士が介入し，水を使わない
口腔ケアを実施した．右は口腔ケア介入から 1 週間後の口腔内であり，口腔内の汚染物が減
少し，さらには口腔乾燥が改善された．

　この結果からも，水を使わない口腔ケアは要介護高齢者に安全でより効果的な口腔ケアを
行うことができると考えている．水を使わない口腔ケアが，安全で効果的な口腔ケアを多く
の医療従事者に実施していただける一助となることを期待している．

（中野有生，守谷恵未，角　保徳）

文　献

1) Bahekar AA, Singh S, Saha S, et al.：The prevalence and incidence of coronary heart disease is
　 significantly increased in periodontitis. a meta-analysis. Am Heart J 154：830-837, 2007.
2) Grau A J, Becher H, Ziegler C M, et al.：Periodontal disease as a risk factor for ischemic. Stroke 35：
　 496-501, 2004.

3) Sumi Y, Miura H, Michiwaki Y, et al.：Colonization of dental plaque by respiratory pathogens in dependent elderly. Arch Gerontol Geriatr 44（2）：119-124, 2007.
4) 角　保徳：口腔ケア時の手技・モニター観察注意義務. 医療判例解説 29：126-130, 2010.
5) 菅　武雄, 木森久人, 小田川拓矢, ほか：口腔湿潤剤を用いた口腔ケア手法. 老年歯学 21（2）：130-134, 2006.

参考文献
1) 国立研究開発法人国立長寿医療研究センター口腔ケア外来：https://www.ncgg.go.jp/hospital/shinryo/senmon/koku-care.html（アクセス：2020-03-20）.
2) 角　保徳 編著, 大野友久, 守谷恵未：超高齢社会のための専門的口腔ケア 要介護・有病者・周術期・認知症への対応, 第1版, 医歯薬出版, 東京, 2017.

2　施設における口腔乾燥症を有する患者の口腔ケアの実際

　唾液分泌量が低下する口腔乾燥症は, 自浄作用を低下させ細菌の増殖など口腔衛生状態が悪化する（**図4**）. また, 舌や口腔周囲筋の動きも悪くなり, 経口摂取量への影響や発語への妨げとなる.

　特に摂食・嚥下障害で経鼻や胃瘻, 腸瘻など経管栄養の方, 筋ジストロフィーやシェーグレン症候群などの難病疾患の方, また頭頸部がんの放射線治療で大唾液腺が照射野に含まれていた方などは強い口腔乾燥がみられる. その上, 施設や在宅では専門的口腔ケアを担う歯科衛生士や看護師が関わる頻度にも限りがあり, 日常的な口腔の管理は介護職や家族が実施することが多い.

　口腔は非常に敏感な器官であり嚥下反射や嘔吐反射だけでなく, 不適切なケア用具やその実施内容により要介護者に痛みや不快感を与えてしまうこともある. また, 顕著な口腔乾燥の場合は, 口臭の増悪に加え粘膜・口唇・口角に傷や潰瘍を形成したり全身状態により口腔カンジダ症を発症するなど, ケア方法に難渋する場合も少なくない. 可能なら歯科医師や歯科衛生士が施設・在宅へ定期的に訪問する訪問歯科診療を利用し, 全身状態や口腔内状態に適したケア方法と対応策について相談や指導を受けることも重要である. 専門職と介護職や家族が連携・協働しながら良好な口腔環境の維持に努める必要がある.

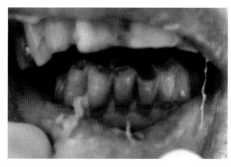

図4　経管栄養の方の強い口腔乾燥

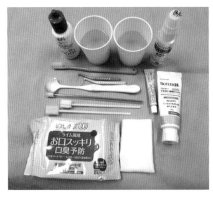

図 5　口腔ケア用具の一例

次に実際の手順について述べる.

1）口腔ケア用具の準備（継続して購入可能な市販品でも良い（図5））

① 水または含嗽剤を入れたコップ 2 個

② 保湿剤（噴霧剤・塗布剤）　＊匂いや味などの刺激が少ないもの

③ 歯ブラシ　＊毛先がストレートカットで柔らかめ

④ 歯間ブラシ　＊サイズは適宜選択

⑤ スポンジブラシ（舌ブラシは必要に応じて準備）

⑥ 口腔清拭シートまたはセコンダーゼやガーゼなど

⑦ 吸引器・吸引チューブ

2）誤嚥予防の体位確保と声かけによる説明と同意

口腔ケア中の誤嚥予防と，要介護者の安全安楽を目的とした体位を確保する．ベッド上の場合は 30 度ギャッジアップで頸部前屈姿勢に整える．加えて側臥位または頭頸部を横向きにしてケア中の誤嚥を防ぐ．車いすの場合は，足底を床につけ背部や脇にクッション等をあて，前傾姿勢や頸部後傾などの身体の傾きを修正する．そして口腔ケア実施への説明と同意を得る．

3）頸部や口腔周囲筋のマッサージと口唇・口角の湿潤

頸部や口腔周囲筋などのマッサージやリラクゼーションを図った後に口唇や口角に保湿剤を塗布し乾燥による亀裂や痛み，出血を予防する．

4）口腔内観察と口腔乾燥の評価

総義歯や部分義歯の有無を確認し，装着中であれば声かけをしながら外し口腔観察を行う（図6）．口腔乾燥状態は舌や頬粘膜，舌下の唾液の性状（漿液性・粘稠性）や口渇感の有無を評価する（図7）．また舌の亀裂や粘膜損傷，出血の有無なども観察する．

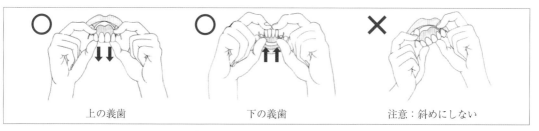

図6　部分義歯の着脱のコツ

金属のバネに両方の爪をかけて上下とも平行に力をかけて外す．外した義歯は義歯ブラシで洗浄する．装着時も平行に入れる．

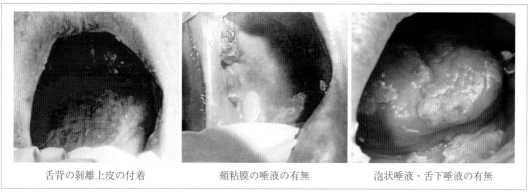

舌背の剝離上皮の付着　　　　頬粘膜の唾液の有無　　　泡状唾液・舌下唾液の有無

図7　口腔乾燥状態の観察ポイント

5）保湿剤を使用した口腔粘膜の湿潤と乾燥剝離上皮などの付着物除去（図8）

① 保湿剤を手の甲に適量出す

② スポンジブラシに水または含嗽剤を含ませて絞る

③ スポンジブラシ全体に保湿剤を十分からませる

④ 舌や粘膜にスポンジブラシに絡ませた保湿剤を塗布し，湿潤させる．軟口蓋や舌下粘膜が脆弱になっていたり，舌に亀裂や潰瘍がある場合はスポンジブラシをコロコロ転がすか，軽く押さえてゆっくりパッティングしながら乾燥粘膜に保湿剤を浸透させ，摩擦による出血や痛みを防ぐ．スプレー式保湿剤を使用してもよい，多量に固着した剝離上皮や乾燥痰は先にスプレー式の保湿剤（バトラージェルスプレーなど，図9）を2〜3回噴霧すると軟化時間が短縮できる．特殊なゲル状なので，口蓋や舌背に噴霧しても咽頭へのたれ込みのリスクがなく安全に使用できる．人工唾液は粘膜に留まらず，咽頭部へ流れるので使用は避ける．

⑤ 保湿剤で乾燥剝離上皮などが軟化したらスポンジブラシで除去する．軟化させた付着物は容易に除去できる．ピンセットで無理に剝がすと出血するので要注意．

⑥ スポンジブラシに絡みついた汚染物をガーゼで拭い，水または含嗽剤を入れた2個の

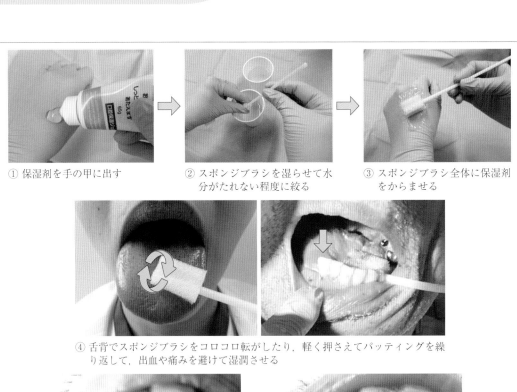

① 保湿剤を手の甲に出す

② スポンジブラシを湿らせて水分がたれない程度に絞る

③ スポンジブラシ全体に保湿剤をからませる

④ 舌背でスポンジブラシをコロコロ転がしたり，軽く押さえてパッティングを繰り返して，出血や痛みを避けて湿潤させる

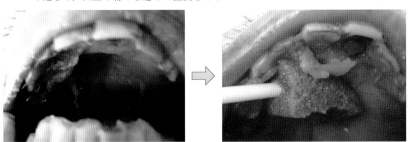

⑤ 多量に固着した剝離上皮や乾燥痰を軟化させるとスポンジブラシで容易に除去できる

⑥ スポンジブラシにからみついた汚物を拭い，コップの水でよくすすいで絞ってから，粘膜や舌を清拭する

図 8　保湿剤を使用した粘膜の湿潤と乾燥付着物の除去

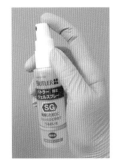

図 9　スプレー式の保湿剤

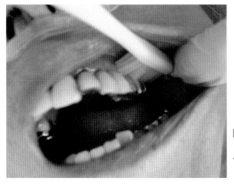 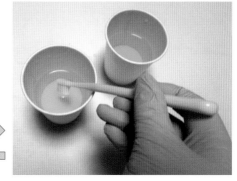

図 10　ブラッシングは汚れをすすぎながら，繰り返す

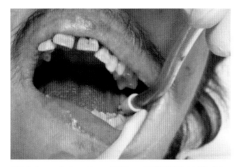

図 11　ブラッシング時の刺激唾液は確実に
　　　吸引除去する

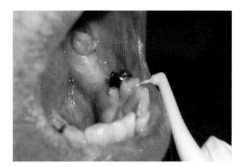

図 12　歯間部の痰や乾燥物も除去する

コップで順次すすいで絞る．再度保湿剤を絡ませて粘膜を清拭する．必要なら舌ブラシも使用する．

以上①〜⑥を繰り返し，口腔内の湿潤と乾燥付着物の除去，清拭を行う．

6）残存している歯は，柔らかめの歯ブラシや歯間ブラシで歯垢や歯間部の付着物を除去

歯ブラシは水か含嗽剤で汚れをすすぎながらブラッシングを繰り返す（**図 10**）．その時，刺激唾液や汚染物が咽頭部に垂れ込まないように歯ブラシの動きに沿って吸引チューブを動かし確実に吸引除去する（**図 11**）．歯磨剤を使用する場合は液体歯磨剤を歯ブラシの毛束にしみこませる程度とし，発泡剤の含まれる練り歯磨き剤は誤嚥のリスクがあるため避ける．歯列や歯間の乾燥痰は歯間ブラシを使用して除去する（**図 12**）．最後に湿らせたスポンジブラシで歯面全体を清拭し，汚染物を除去する．

7）咽頭部の分泌物や痰を吸引除去し，口唇・口角に保湿剤を薄く塗布（義歯があれば装着する）

体位を戻しバイタルサインの確認後，声かけをして終了する．

★症例 1　筋ジストロフィー 50 歳代，男性

嚥下障害あり，経管栄養と昼 1 回のミキサートロミ食摂取中．強い乾燥と汚染あり（図 13）．適切な口腔ケアの継続で改善し，発熱や誤嚥性肺炎も予防できた（図 14）．

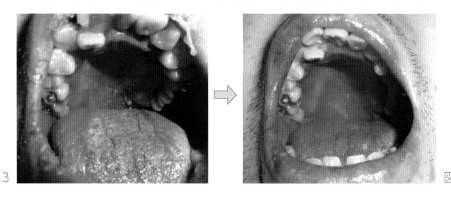

図 13　　　　　　　　　　　　　　　　　　図 14

★症例 2　頭頸部癌 60 歳代，男性

口蓋から咽頭部，舌背に乾燥痰などが多量に固着し，舌の動きも悪く，口腔機能低下あり（図 15）．適切な口腔ケアで少量の嗜好食の摂取や簡単な会話も可能になった（図 16）．

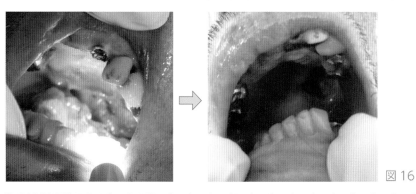

図 15　　　　　　　　　　　　　　　　　　図 16

　施設や在宅で療養中の要介護者の口腔乾燥対策は，良好な口腔衛生環境の維持や呼吸器感染症の予防，さらに口腔機能低下抑制に繋がり，QOL の向上を目指すものである．そして，常に要介護者に対する敬愛の念を持ち，その方の尊厳を守れるような口腔管理を心がけることを忘れてはならない．　　　　　　　　　　　　　　　　　　　　　　　　　　　　（松尾敬子）

参考文献
1）柿木保明，西原達次：唾液と口腔乾燥症，医歯薬出版，東京，2003.
2）柿木保明：高齢者における口腔乾燥症．九州歯会誌 60（2・3）：43-50，2006.
3）菊谷　武，阪口英夫：地域歯科医院による有病者の病態別・口腔管理の実際―全身疾患に対応した口腔機能の維持・管理法と歯科治療―，ヒョーロン・パブリッシャーズ，東京，2011.

4）藤本篤士，武井典子，片倉　朗，ほか編著：5 疾病の口腔ケア―チーム医療による全身疾患対応型口腔ケアのすすめ―，医歯薬出版，東京，2013.

5）松尾浩一郎：感染予防としての口腔ケア．日顎咬合会誌 かみ合わせの科学 35（1/2）：82-87，2015.

3　病院における口腔乾燥症を有する患者の口腔ケアの実際

1）口腔乾燥症を有する患者のリスク

　口腔ケアは誤嚥性肺炎を予防するうえできわめて重要であるが[1, 2]，要介護高齢者は咳反射や嚥下反射が低下している場合が多く[3]，水を使用した従来の口腔ケアでは肺炎起炎菌を含む洗浄水を誤嚥させる危険性が高い[4]．経管栄養患者の場合，洗浄水を誤嚥する危険性はさらに高くなる．

　また，重度の口腔乾燥がある場合，乾燥痰や剥離上皮などの汚染物が口唇や舌，口蓋，口蓋弓などに強固に付着するため，除去操作が困難となることが多い[5]．さらに，汚染物が固着している粘膜には炎症が惹起され易出血性のため[6]，口腔衛生管理によって出血する危険性があるとともに，汚染物を咽頭に落下させる危険性も有する[7]．

　高齢患者では拘縮や褥瘡により体位に制限があり，口腔衛生管理にかける時間が限られているため，安全性が高くより効果的かつ効率的な口腔ケアが望まれる．

2）口腔ケアを始める前に・・

① 　意識レベル，体温，血圧，SpO$_2$ などのバイタルチェック

② 　血液検査での脱水指標の確認（BUN /CRN ＞ 25）

3）口腔ケアの流れ

① 　声かけ，体位の調整（拘縮や褥瘡に注意すること）

② 　口唇を湿潤する

③ 　口腔内を湿潤する

④ 　歯面の清掃

⑤ 　スポンジブラシなどで汚染物を回収する

⑥ 　口腔保湿用ジェルを口腔内全体に塗布する

⑦ 　姿勢の介助

⑧ 　SpO$_2$ の確認

4）口腔乾燥症に対する口腔ケア方法の実際

① 　口腔ケア用保湿ジェルを口唇に塗布し，マッサージしながら表面を柔らかくする．

② 　舌背や口蓋，頬粘膜など口腔粘膜に塗付しスポンジブラシ，口腔用綿棒を使って表面

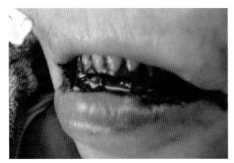

図 17　乾燥が強く出血しやすい

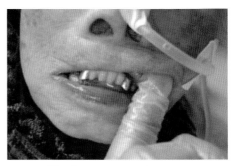

図 18　口唇を十分保湿する

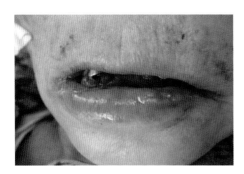

図 19　ケア開始から 4 日後

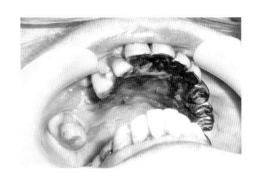

図 20　口蓋の汚れ

をマッサージしながら，固着した痰や痂皮，剥離上皮膜を湿潤させ除去する．

③　歯面の付着物は歯ブラシや歯間ブラシを用いて除去する．

④　口腔内の汚染物はスポンジブラシや口腔用綿棒などで口腔外へ回収する．

⑤　口腔内に貯留した水分や汚染物は，ポリ塩化ビニル製の 2 孔式 12Fr 吸引カテーテル（㈱トップ）を用いて，20 kPa の吸引圧で吸引し回収する．

⑥　仕上げには口腔ケア用保湿ジェルを口唇と口腔内全体に塗布する．

(症例の経過)

肺炎を発症し経管栄養中止となる．その後，口唇や歯肉の粘膜が剥がれ出血（**図 17**）．口腔ケアの実施が困難となり，歯科衛生士への依頼となった．介入回数は 1 日 3 回 4 日間実施．この間の看護師への指導は保湿剤を塗布するのみとした（**図 18**）．4 日後（**図 19**）出血が軽減し 1 日 1 回の介入となり，看護師には保湿剤の塗布と粘膜ケアを指導した．2 週間後に歯科衛生士の介入は終了となった．

5）注意すること

①　鼻呼吸できるか，確認する．

②　舌運動機能の低下があれば口蓋，舌背，前歯舌側部，口底に汚れが溜まりやすい（**図 20〜22**）．

③　乾燥状態が強い場合は，一度で除去せず保湿回数を増やす．

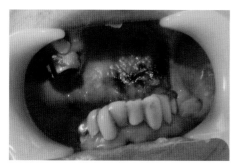

図21　軟口蓋にかけての汚れ

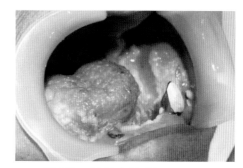

図22　舌側と頬粘膜部分の汚れ

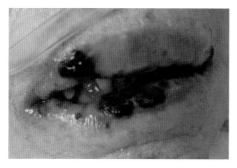

図23　スポンジブラシを使うと出血しやすいため，口腔用綿棒または指の腹で保湿剤を塗布する

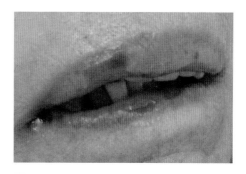

図24　ケア開始から5日後の状態．歯科衛生士は連続でケア介入

④　液体の保湿剤では誤嚥させるリスクがあるため，保湿ジェルを使うことを勧める．

⑤　1回のケアに要する時間は15〜20分程度とし，患者の負担に配慮する（状態によっては保湿剤塗布のみもある）．

（症例の経過）

　経管栄養はご本人の希望により実施せず，少量の経口摂取をとっていたが誤嚥性肺炎を繰り返し，BMIは12となり重度の低栄養となった．脱水状態もあり褥瘡悪化や口腔乾燥が著しくみられた（**図23**）．歯科衛生士の介入5日目（**図24**）の状態である．看護師には出血しやすいため，液体の保湿剤を口腔用綿棒や指の腹で薄くのばす，またはタッピングするように塗布することを指導した．1日2回の介入を5日間，その後は2日に1回と間隔を開けて看護師のケアへと移行していった．

6）病院に勤務する歯科衛生士としての役割

　通常の口腔ケアは病棟看護師の業務として実施されている．口腔乾燥が強く，容易に出血する危険性がある場合，ケアに費やす時間の確保や拘縮や褥瘡により体位に制限があることから，口腔ケアは困難を要してしまう．この状況で依頼された歯科衛生士の役割は，効果的

かつ効率的な口腔ケアの実施を行い，看護師が行う口腔ケアへの負担軽減と衛生面の改善をすることで，病棟内での管理しやすい環境を作り上げることが重要と考える.

（梶原美恵子）

文　献

1) 角　保徳：嚥下障害における口腔ケアの意義．日老医誌 50：465-468，2013.
2) 米山武義，鴨田博司：口腔ケアと誤嚥性肺炎予防．老年歯学 16：3-13，2001.
3) 松尾浩一郎，谷口裕重，中川量晴，ほか：急性期病院入院高齢者における口腔機能低下と低栄養との関連性．老年歯学 31：123-133，2016.
4) 宮原康太，小笠原正，篠塚功一，ほか：ジェルタイプの保湿剤を用いた介助歯磨き後の唾液中細菌数の増減．障歯誌 37：16-21，2016.
5) 小笠原正，川瀬ゆか，磯野員達，ほか：要介護高齢者における剥離上皮の形成要因，老年歯学 29：11-19，2014.
6) 菅　武雄，中谷敏恭，千代情路，ほか：湿潤剤を応用した要介護高齢者の口腔ケア―ケアの前提条件を応用として保湿が奏効した 1 例―．老年歯学 19：13-15，2004.
7) 篠塚功一，小笠原正，岩崎仁史，ほか：経管栄養の要介護者にみられる咽頭付着物の形成要因．障歯誌 37：22-27，2016.

第7章

口腔乾燥症患者の
口腔ケア方法に関する Q&A

Q1 口腔粘膜（舌以外）に汚れが付着して除去しにくい場合は，どうすれば良いですか？

A 口腔清掃前に口腔用保湿剤（以下，保湿剤）を使用して付着物を湿潤化することで，口腔粘膜を傷つけずに付着物を除去しやすくなります．口腔清掃後の保湿も重要です．

（解説）まずペンライトなどを使用して，口唇，口蓋，舌，頬粘膜，歯，義歯など，口腔内全体を観察する．義歯を装着している場合は，必ず外して残存歯や口腔粘膜の状態を確認する．可能であれば「アー」と発声してもらうと，口蓋垂や咽頭後壁まで観察することができる．そして，どこに，どのような汚れが付着しているかを確認する．

経口摂取している患者は，食物残渣や歯垢が付着していることが多いが，口腔内が湿潤している場合が多く除去は容易である．経口摂取していない患者は，口腔内が乾燥している場合が多いため，痰や剥離上皮が付着しやすく（**図1**），除去が困難となることが多い．そのような場合は，口腔清掃前に保湿剤を使用して付着物を湿潤化することで，口腔粘膜を傷つ

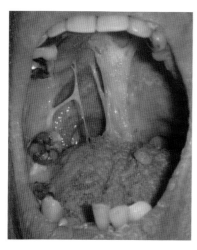

図1 口腔粘膜に付着した汚れ
（提供：聖隷三方原病院）

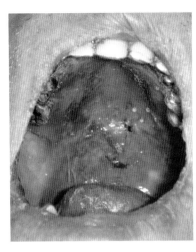

図 2　口蓋に付着した汚れ
（提供：聖隷三方原病院）

けずに付着物を除去しやすくなる．塗布して少し時間をおく（5 〜 10 分程度）と付着物が軟化し，さらに除去しやすくなる．

　付着物を湿潤化して除去しやすくするためには，塗布した部位に滞留しやすいジェル状保湿剤（お口を洗うジェル®，ビバ・ジェルエット®，マウスジェル®）などを使用すると良い．ジェル状保湿剤は，指かスポンジ（マウスピュア口腔ケアスポンジ®，ビバくるりん®，バトラースポンジブラシ®），綿棒などで口腔粘膜および付着物に塗布する．乾燥した付着物は口蓋や舌，頬粘膜に多く認められるため（**図 2**），その部位に直接保湿剤を塗布する必要がある．口腔粘膜の付着物がスポンジで除去しにくい場合は，粘膜用ブラシ（ホームケア K-US®）などを使用することも有効である．

　口腔清掃後は必ず保湿をし，乾燥を予防することが重要である．口呼吸で常時開口状態の患者は口腔乾燥が重度となりやすいため，保湿剤を塗布したうえで，さらにサージカルマスクを使用するのも効果的である．

（p.41 第 5 章　口腔ケアに用いる便利な物品とその使い方，7　スポンジ・口腔ケアティッシュ参照）

（寺田　泉）

A Q1の方法で加湿した後，スポンジや必要に応じて舌ブラシ（舌フレッシュ®，タングメイト®）などを使用して清掃します．保湿を継続することも重要です．

（解説）まず舌の状態を観察する．乾燥していて舌苔や剥離上皮が付着している場合は，Q1の方法で加湿する．その後，スポンジで清掃する．舌苔が多量に付着している場合は，舌ブラシ（舌フレッシュ®，タングメイト®，バトラーやさしい舌ブラシ®）などを使用して舌を傷つけない程度に清掃する．タングメイト®はヘッドが薄いため，開口幅が狭い患者でも使用しやすい．舌ブラシを使用しても，1回で完全に舌苔が除去できることは少ないため，舌を傷つけないよう注意しながら，何回かに分けて除去していく．保湿をするだけで舌苔が減少する場合もある．舌がうっすら白い程度なら正常な状態であり，あまり神経質になる必要はない．電動歯ブラシに装着して使用するソニッケアー舌磨きブラシヘッド®（Philips：スタンダード2本入り HX8072/01）（**図3**）という商品も市販されている．

舌が発赤している，舌乳頭が萎縮している場合は，疼痛を感じることがあるため，強く擦らないようにする．紅斑性カンジダ症の場合もあり，注意が必要である．また，白色の舌苔のようにみえて口腔カンジダ症の白苔である場合もあるため，舌以外の口腔粘膜を観察し，口腔カンジダ症と識別することも重要である．口腔内の菌交代現象である黒毛舌の場合も，保湿や清掃により改善することもあるが，口腔カンジダ症の場合もあり注意を要する．

歯科医院で行う舌清掃として，歯石除去に使用する機器（エアスケーラー：エアソルフィー®，モリタ）（**図4**）に舌苔ブラシを装着し，音波振動によりソフトで効率よく舌苔除去する方法がある．また，クリーニングブラシ®（Kavo）とジェルコートF®を併用する方法もある．

（寺田　泉）

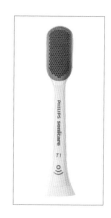

図3　ソニッケアー舌磨き
ブラシヘッド®

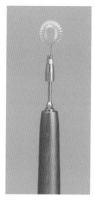

図4　エアソルフィー®

Q3 歯の汚れがひどい場合はどうすれば良いですか？

A 付着物が何かを観察し，適切な方法で除去します．

（解説）まず付着物が何かを観察する．食物残渣や歯垢が付着している場合は（図5），歯ブラシ（タフトS®，タフトSS®，バトラーハブラシ♯025NEO®）やワンタフトブラシ（P-Cure®），歯間ブラシ（DENT.EX®），デンタルフロスなどを用いて清掃し，除去する．乾燥した痰が付着している場合は（図6），Q1 と同様に保湿剤を塗布して付着物を湿潤化してから清掃する（図7）．

　着色や歯石が沈着している場合は（図8），通常の歯磨きでは除去できないため，歯科用の用具を用いて除去する．可能なら歯科を受診すると良い．

（p.43 第 5 章 口腔ケアに用いる便利な物品とその使い方，8 歯ブラシ参照）

（寺田　泉）

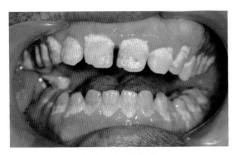

図 5　歯垢付着
（提供：聖隷三方原病院）

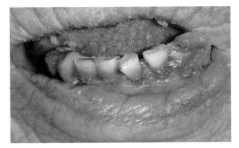

図 6　痰の付着，口腔清掃前
（提供：聖隷三方原病院）

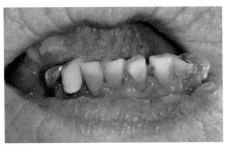

図 7　痰の付着，口腔清掃後
（提供：聖隷三方原病院）

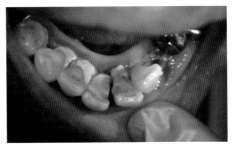

図 8　下顎前歯部の歯石沈着
（提供：聖隷三方原病院）

Q4 口腔粘膜が脆弱で易出血な場合はどうすれば良いですか？

A なるべく口腔粘膜を刺激しない方法で口腔清掃を実施します．口腔清掃後は保湿し，口腔粘膜を保護します．

（解説）まず口腔粘膜の状態を観察し評価する．口腔粘膜が乾燥により脆弱で易出血な状態で（**図9**），含嗽により口腔粘膜の汚染が除去できる場合は，スポンジは使用せず含嗽を行う．含嗽が困難でスポンジを使用する場合は，軟らかいもの（バトラースポンジブラシ®）などを使用し，口腔粘膜を強く擦らないように注意する．軟らかいスポンジを使用しても疼痛や出血がある場合は，綿棒（マウスピュア口腔ケア綿棒®）などのより刺激の少ないものを使用する．口腔粘膜の状態により粘膜用ブラシ（ホームケア K-US®）などを使用するのも良い．いずれの場合でも清掃後は保湿剤を塗布し，口腔粘膜を保護する必要がある．

歯肉にも口内炎が認められたり，易出血であったりする場合には，歯ブラシを使用する際もなるべく歯肉に触れないことが望ましいが，歯肉に触れても刺激が少ない，ブラシが非常に軟らかい歯ブラシ（バトラーハブラシ #03S®）などを使用すると良い．

口腔粘膜が発赤している場合は（**図10**），紅斑性カンジダ症の場合もあるため注意が必要である．

口腔乾燥により口腔粘膜が脆弱で易出血な場合は，状態が改善するまで義歯の使用は控えたほうが良い．食事時などにどうしても義歯装着が必要な場合は，保湿をしたうえでの短時間の使用に留めたほうが良い．

（寺田　泉）

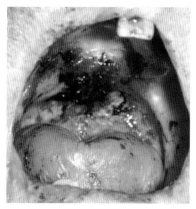

図9　脆弱化し出血した口腔粘膜
（提供：聖隷三方原病院）

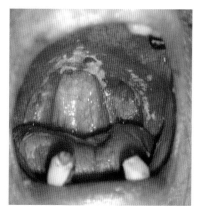

図10　口腔粘膜の発赤
（提供：聖隷三方原病院）

Q5　口臭が強い場合はどうすれば良いですか？

A 歯や口腔粘膜，義歯の清掃を徹底し，口腔衛生状態を良好に維持することが必要です．また口腔内の自浄作用のために保湿も大切です．

（解説）口臭にはさまざまな原因があるが，多くの場合口腔由来である．口腔乾燥により口腔の自浄作用が低下すると，口腔内汚染の増加，歯周病の増悪などにより口臭が強くなることが多い．最も一般的な口臭の原因といわれる舌苔（**図 11**）には，脱落上皮細胞，白血球などが含まれており，不快な臭いの成分である揮発性硫黄化合物（Volatile Sulfur Compounds）が含まれる．適切な舌清掃と保湿（**図 12**）により舌の衛生状態を良好に保つ必要がある．また歯周病やう蝕（**図 13**）により口臭が強くなることも多いため，歯ブラシや歯間ブラシによる歯の清掃も必須である．義歯を使用している場合は，毎食後に義歯を外して義歯用ブラシを使用して清掃し，夜間は義歯洗浄剤に浸漬すると良い．

　口腔で清掃が不十分になりがちな部位は口蓋，口底や歯列の内側である．また目視できない咽頭に痰や剥離上皮が付着していると，口腔清掃をして見える範囲がきれいになっても，口臭が強いことがある．それらの部位を注意深く確認し，清掃を徹底し，咽頭に付着した汚染物は，口腔ケア前に吸入をしておくと口腔ケアとの相乗効果で湿潤化し，痰や剥離上皮が除去しやすくなる．

　口腔ケア後は，口臭予防のために舌にコンクールマウスジェル®などのジェル状保湿剤を塗布すると良い．また，ハイザック N リンス®や N スプレー®は口臭予防が期待できるといわれている．

（p.30 第 5 章 口腔ケアに用いる便利な物品とその使い方，1 保湿剤，2 含嗽剤，3 保湿スプレー参照）

（寺田　泉）

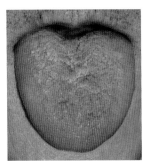

図 11　舌苔付着
（提供：聖隷三方原病院）

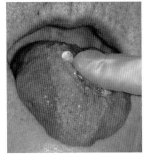

図 12　舌の保湿
（提供：聖隷三方原病院）

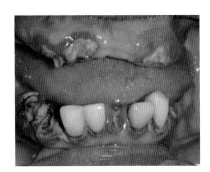

図 13　歯周病・う蝕
（提供：聖隷三方原病院）

A 義歯の適合状態を確認し，不適合なら歯科を受診します．口腔乾燥による疼痛や違和感を認める場合は，ジェル状保湿剤の使用で改善する場合があります．

（解説）義歯による疼痛の場合は，義歯の調整が必要か否かを判断することが重要である．まずは義歯を装着した状態で適合状態を確認する．その後，義歯を外しペンライト等を使用して，義歯が口腔粘膜と接触する部分を良く観察し，義歯による発赤や潰瘍形成がないかを確認する．明らかに義歯が不適合，または義歯の刺激による潰瘍形成が認められる場合は義歯の調整が必要である．義歯の不適合を認めた場合は，義歯の使用は食事時など必要最低限にとどめ，早期に歯科受診をする必要がある．義歯安定剤やティッシュコンディショナーは汚染しやすく，そのまま放置されると衛生管理が困難になり口臭が増強する原因となることがあるため，安易に使用することは控えたほうが良い．

　義歯の安定のためには唾液の存在が欠かせないが，口腔乾燥症の患者は，唾液分泌の低下により，義歯の安定が得られにくいため，疼痛や違和感を生じやすいといわれている．そのため義歯が不適合ではないにもかかわらず，義歯使用時の疼痛や違和感を訴えることがある．そのような場合は，保湿剤を使用することで改善する場合がある．ジェル状保湿剤を塗布して口腔粘膜を保護してから義歯を装着することで，疼痛や違和感を緩和できる．また，義歯床の内面にジェル状保湿剤を塗布することも有効である．いずれの場合も，ジェル状保湿剤が唾液の代わりとなり，義歯による疼痛や違和感を軽減し，さらにある程度安定性が向上する効果も期待できる．

　口腔乾燥症を有する要介護高齢者向けの義歯安定剤（ピタッと快適ジェル®）（**図14**）が市販されている．この商品はうるおい成分としてヒアルロン酸ナトリウムを配合しているため，口腔乾燥症の影響により義歯調整を行っても違和感や疼痛がある患者に適している．また義歯や口腔粘膜に残りにくく除去が容易であるが，持続時間は短めであり，1日3〜5回塗布する必要がある．

（寺田　泉）

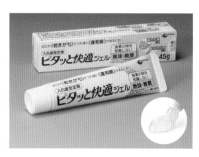

図14　ピタッと快適ジェル®

Q7　口腔乾燥が原因で味覚障害が出ることがありますか？

A 口腔乾燥が原因で，味覚が低下することがあります．

（解説）味覚障害の原因や症状はさまざまである．味覚は，味物質が唾液によって主に舌背にある味蕾へ運ばれ，味物質が味蕾の味細胞に受容され，味覚情報が脳へ神経伝達されて認識される．そのいずれの過程が障害されても味覚障害を生じるため，口腔が乾燥することで唾液が味物質を味蕾に運べないと味覚障害を生じる．

　舌背の上の味蕾と呼ばれる細胞が減退，萎縮，消失してしまうことで，味覚は低下する．この味蕾細胞は口腔乾燥によって，萎縮してしまう（**図 15**）．味蕾細胞が萎縮することによって，味覚障害を引き起こすこととなる．

　また味覚障害は，口腔乾燥だけでなく舌苔の付着（**図 16**）や口腔カンジダ症なども要因となるので，口腔内を適切に評価することが重要になる．口腔内が乾燥している場合は，舌ケアも含め口腔内の清潔を維持し，口腔内の保湿に重点をおいた口腔ケアが必須となる．

（藤原千尋）

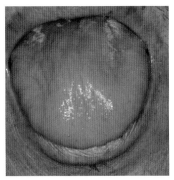

図 15　平滑舌
（提供：福山医療センター）

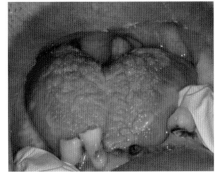

図 16　汚染した舌
（提供：福山医療センター）

Q8 患者に適した保湿剤を選択するコツはありますか？

A 継続して効果的に使用するために，性状や効果，味や感触など患者の好みや，価格，購入方法などにも配慮すると良いでしょう．

（解説）ジェル状保湿剤は口腔内に滞留して保湿効果が持続するため，開口状態で口呼吸をしているような重度の口腔乾燥がある患者に適している．また垂れ込みにくく誤嚥しにくいため，嚥下障害のある患者にも適している．

　スプレー式保湿剤は，べたつきなどジェル状保湿剤の感触が苦手な患者に適している．即効性はあるが，持続的な効果はない．また，誤嚥のリスクがあるため，嚥下障害のある患者にはあまり適さない．使用方法は，乾燥している部位に向けて1回1プッシュ程度をスプレーする．

　日中は手軽に使用できるスプレー式保湿剤を使用し，就寝前や夜間は保湿効果が持続するジェル状保湿剤を使用するような異なる種類の保湿剤を併用することも効果的である．

　含嗽用保湿剤は含嗽が可能な患者に使用する．さっぱりしているが，保湿効果は低い．

　嚥下障害が重度の患者，また口腔機能が低下している患者は，誤嚥のリスクが低いジェル状保湿剤（お口を洗うジェル®，ビバ・ジェルエット®，マウスジェル®）などを使用すると良い．嚥下障害がない，もしくは軽度の患者の場合は，スプレー式保湿剤（バトラージェルスプレー®，リフレケアミスト®）の使用が有効である．含嗽が可能な患者は，含嗽用保湿剤（バトラーマウスコンディショナー®，コンクールマウスリンス®）を使用しても良い．

　医療的な観点だけでなく，無理なく使用を継続するためには，味や感触など患者の好みや，価格，購入方法などにも配慮する必要がある（**図17**）．

（p.30 第5章 口腔ケアに用いる便利な物品とその使い方，1 保湿剤，2 含嗽剤，3 保湿スプレー参照）

（寺田　泉）

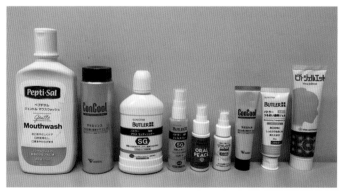

図17　各種保湿剤

Q9 保湿剤使用時の注意点や，効果的に使用するためのコツはありますか？

A 口腔清掃前後の加湿・保湿を目的として使用することが多いですが，湿潤状態が維持される間隔で使用することが望ましいです．

（解説）保湿剤を使用する部位は，乾燥しやすい部位である．開口している患者の場合は，特に乾燥しやすい口蓋，舌背，頰粘膜などに使用する．

　ジェル状保湿剤の使用量は，口腔内全体で 1 ～ 2 cm 程度（**図 18**）を，指かスポンジ，綿棒などを使用して薄く一層塗り広げる．スプレー式保湿剤は誤嚥のリスクがあるため，直接咽頭に流入しないよう注意し，舌や頰粘膜などの乾燥している部位に向けて 1 回 1 プッシュ程度をスプレーする．乾燥した付着物は口蓋や舌背にも多く認められるため，保湿剤を塗布する必要がある．歯が残存していて開口保持が困難な患者の場合は，歯の欠損部を利用する，K-point 刺激を試す，咬合する臼歯部があればバイトブロック（デンタルブロック®）を使用するなどの方法で開口を保持し，保湿剤を塗布すると良い．

　歯科受診が可能なら，口蓋を覆うように作成したマウスピースをモイスチャープレート（保湿装置）（**図 19**）として使用する効果的な方法もある．軟質で厚みがあるもの（1 ～ 1.5 mm 程度）であれば咬んでも割れないため，安全である．また，ジェル状保湿剤とモイスチャープレートを併用することで，さらなる保湿効果が期待できる．

　保湿剤は，口腔清掃前や実施中に使用して付着物を湿潤化して除去しやすくする加湿と，口腔清掃後の湿潤状態を維持するための保湿を目的として使用する．ジェル状保湿剤を塗布する際は，前回塗布した保湿剤を除去してから塗布する．保湿効果については口腔の状態により個人差があるため，厳密に何時間毎と決めることは困難だが，湿潤状態が維持される間隔で使用することが望ましい．薬ではないため，口腔乾燥を感じたらその都度頻回に使用しても問題ない．

（p.30 第 5 章口腔ケアに用いる便利な物品とその使い方，1 保湿剤，2 含嗽剤，3 保湿スプレー参照）

（寺田　泉）

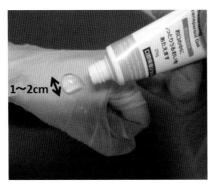

図 18　使用量の目安：丸で 1 cm 大

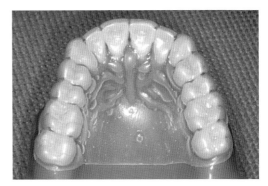

図 19　モイスチャープレート（保湿装置）
（提供：鶴見大学中川洋一先生）

Q10 ワセリンやアズノール軟膏®は口腔ケアに使用しても良いですか?

A ワセリンやアズノール軟膏®は口腔粘膜に塗布する目的のものではないため,口腔内の保湿のためには保湿剤を使用することが適切です.

（解説）保湿を目的として,ワセリン（プロペト®）やアズノール軟膏®を口腔内に塗布する方法が臨床的に広く行われている.処方ができるため,薬剤料が保険で算定できることや,油であるため唾液に溶解されず,口腔粘膜への付着時間が長く,長時間保湿効果が持続することなどが広く使用されている理由と思われる.

　しかし,基本的にこれらは口唇に塗布することは問題ないが,口腔粘膜に塗布するものではない.また,これらには加湿効果はない.そして,口腔ケアを実施する際には,口腔内に付着している油性の成分と汚れを完全に取り除く必要がある.口腔粘膜も皮膚と同様に粘膜上皮はターンオーバーしており,古くなった細胞が排泄されている.また,粘膜表面にはカンジダなどの口腔細菌が付着している.口腔ケア,特に粘膜ケアではこれら古くなって排泄された細胞や粘膜に付着（定着はしていない）している日和見菌を物理的に除去する必要がある.油性の成分を口腔粘膜に塗布している場合では,それらを完全に除去しないと粘膜表面の清掃ができず,ターンオーバーによる古い細胞や付着細菌類の除去ができない.ワセリンなどを除去できないままでは汚れを重ねてしまうことになり,口腔内の汚染につながることになるため,注意が必要である.また,一度口腔粘膜に油性の成分が塗布されてしまうとその除去は著しく難渋する.塗布表面に唾液などが付着すると滑りやすくなる.それに対して保湿剤は水溶性であり,口腔内に使用する目的で作られているため,口腔内の保湿のためには保湿剤を使用することが適切である.

（寺田　泉）

Q11　オリーブオイルや白ごまオイルは保湿効果がありますか？

(A) 市販の保湿剤に比べると保湿効果は劣りますが，保湿剤が入手できない場合の代用品
として使用することは問題ないでしょう．

（解説）口腔乾燥症の対症療法として，一般的には保湿剤が使用されることが多い．しかし
費用や入手方法の問題により保湿剤が手に入らない場合に，オリーブオイルや白ごまオイル
を使用する場合がある（図 20）．これらは安価で入手しやすいという利点があり，オリーブ
オイルは薬として処方することができる．また香りや味にそれほど癖がないため，保湿剤の
甘みが苦手な患者にも適している．保湿効果は保湿剤より劣るが，その代用として使用する
ことは可能であり，そのまま塗布したりスプレー容器に入れて噴霧したりすることで，保湿
効果があるという報告もある．

(p.26 第 4 章 8　オイル参照)

（寺田　泉）

参考文献
1 ）宇野由紀，ほか：グリセリンまたはオリーブ油を用いた口腔内保湿効果に関する検討．第 38 回日本看
　　護学会論文集：老年看護 129-131，2007.
2 ）猪飼やす子，ほか：口腔内乾燥を予防するための効果的な口腔ケアの検討．第 37 回日本看護学会論文
　　集：老年看護 130-132，2006.

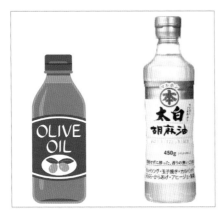

図 20　オリーブオイル，白ごまオイル

Q12 口腔ケア時のポジショニングは，どのようにすれば良いですか？

A 口腔ケアを開始する際は，声かけをして覚醒を促し，誤嚥しにくいポジショニングを設定します．

（解説）覚醒が悪く傾眠状態であると口腔ケア時の水分や汚染物を誤嚥しやすくなるので，随時声かけをして覚醒を促す．また，ポジショニングにおいては，全介助で行う場合はリクライニング位30〜45度（図21），一部介助で行う場合はリクライニング位45〜60度，自立の場合は60〜90度（図22）を目安とし，誤嚥しにくいように頭部前屈にする．頭部前屈にするためには，枕やタオルを使用すると良い（図23）．さらに，経口挿管中など全身状態や覚醒が悪く誤嚥しやすい場合は，リクライニング位30〜45度で頭部を横向きにするのも良い（図24）．含嗽をする場合は，さらに上体を起こした方が誤嚥のリスクは軽減する．

（藤原千尋）

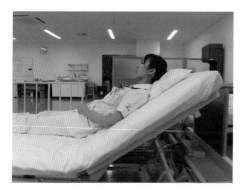

図 21　リクライニング位30度
（提供：福山医療センター）

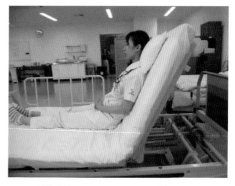

図 22　リクライニング位60度
（提供：福山医療センター）

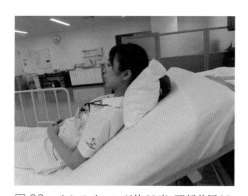

図 23　リクライニング位30度,頭部前屈（タオル挿入）
タオルは枕の下に入れると安定が良い（提供：福山医療センター）

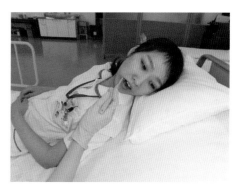

図 24　リクライニング位30度
（提供：福山医療センター）

Q13 口腔内診査時に気をつけることはありますか？

Ⓐ 必ずライトを使用して義歯も含め口腔の機能や状態を観察し，評価します．全身状態や疾患，意識レベル，ADL，嚥下機能なども総合的に把握する必要があります．

（解説）まずペンライトなどを使用して，口唇，口蓋，舌，頰粘膜，歯，歯肉，口腔前庭，義歯など，口腔内全体を観察する．口唇が乾燥している場合は口唇を保湿してから開口を促す．口唇に潰瘍や口角炎を認めることもあるため，いきなり強く引っ張って出血させたり疼痛を与えたりしないよう注意が必要である．義歯を装着している場合は適合状態を確認し，その後に必ず外して，義歯の清掃状態（図 25），残存歯や口腔粘膜の状態を確認する．可能であれば「アー」と発声してもらうと，口蓋垂や咽頭後壁まで観察することができる（図 26）．

　そして，どの部位にどのような問題があるのかを評価する．評価する項目は，口腔内の状態を把握するために，食物残渣・歯垢・舌苔・痰などの汚染付着の有無，口腔乾燥の有無，口腔粘膜の異常（創傷・出血・口内炎など）の有無，口臭の有無，疼痛や違和感の有無，歯や歯肉の状態，動揺歯の有無，口腔感染症の有無，義歯の不適合の有無などである．口腔機能や嚥下機能に関しては，開口保持や挺舌，発声，含嗽の可否，嚥下障害の有無や程度，意識レベル，ADL などを把握する必要がある．

　口腔内診査後は，その結果を Q16 で紹介するような評価表に記載し，医療者間で情報共有を図ったり，経時的な変化を観察したりすると有益である．

　セルフケアが可能な患者においても，十分な口腔ケアが実施されていないこともあるため，医療者による口腔内診査は必要である．

（p.40 第 5 章 口腔ケアに用いる便利な物品とその使い方，6 ライト参照）

（寺田　泉）

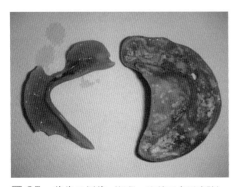

図 25　義歯の汚染（提供：聖隷三方原病院）

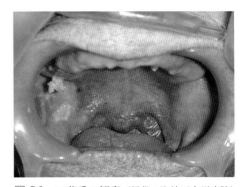

図 26　口蓋垂の観察（提供：聖隷三方原病院）

Q14 口腔ケアを実施するタイミングはいつですか？

🅐 口腔ケアを実施するタイミングは，経口摂取している場合は食後に，経管栄養の場合は胃食道逆流が起こっても口腔内細菌を誤嚥しないように，注入前が望ましいでしょう．

（解説）口腔ケアを実施するタイミングは，経口摂取している場合は食後に（図27），経管栄養の場合は胃食道逆流が起こっても口腔内細菌を誤嚥しないように注入前が望ましい（図28）とされている．よく「経管栄養の注入後30分は嘔吐予防のため口腔ケアは実施しないほうが良い」といわれるが，これに関しては根拠がない．また一般的に，実施する回数は1日3回といわれているが，ただ回数を多くすれば良いというものではない．スポンジや歯ブラシ，歯間ブラシ，舌ブラシなどを使用して機械的に清掃し，口腔内細菌を減少させてから保湿をするというような効果的な口腔ケアを1日1回確実に実施することができれば，それ以外は保湿をするだけでも口腔内の状態を良好に維持することができる場合もある．回数より質が重要といえる．

特に，口腔内が乾燥しやすく，細菌が増殖しやすい夜間や就寝前を重点に口腔ケアを実施すると効果的である．しかし，マンパワーなどの問題で日中のほうが時間をかけて口腔ケアを実施しやすい場合は，その状況に合わせた方法で実施するのが現実的である．

歯ブラシは経口摂取している場合は毎回使用し，非経口摂取の場合は1日1回の使用でも良い．いずれの場合も歯間ブラシ，舌ブラシは1日1回の使用で良い．特に舌の清掃は舌を傷つけないよう注意が必要である．　　　　　　　　　　　　　（寺田　泉）

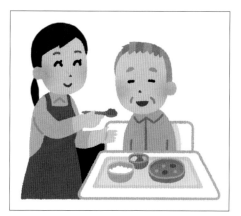

図27　経口摂取している場合には食後に口腔ケア

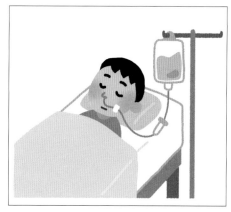

図28　経管栄養の場合には注入前に口腔ケア

Q15 口腔ケア時のリスク管理は，どのようにすれば良いですか？

A 口腔ケア実施前には，必ずバイタルチェックを行うようにします．誤嚥させないように口腔ケア時は唾液などの水分が垂れ込まないよう注意が必要です．また，使用器具は感染の有無に関わらずスタンダードプリコーションを徹底するようにします．

（解説）口腔ケアを行う前には，必ずバイタルチェックを行う．全身状態が好ましくない時は，口腔ケアの時間を変更する，看護師やリハビリ職と予定調整をすることも必要である．また，患者の状態の良い時間帯を把握することも大切である．

　バイタルチェックでは，血圧，脈拍，SpO_2 などの確認をする．特に，身体を起こしたり下げたりする際には，血圧の変動に注意し，口腔ケア中は SpO_2 を随時確認し，呼吸数も診ておくと良い（図 29，30）．

　また，口腔ケア時の汚染物を含んだ唾液や水分などを誤嚥させないために，口腔内に余計な水分を入れないようにする必要がある．使用する物品や指の水分をペーパータオルなどで拭き取る．さらに，適宜吸引することなども重要である．

　口腔ケアで使用する器具については，感染の有無に関わらずスタンダードプリコーション（標準予防策）を徹底しなければいけない．また，術者も同様にマスクやグローブ，ゴーグルなどを装着し，スタンダードプリコーションを徹底する．

（藤原千尋）

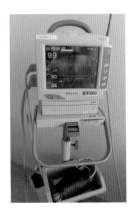

図 29　生体モニター
（提供：福山医療センター）

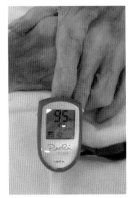

図 30　パルスオキシメーター
（提供：福山医療センター）

Q16 口腔内評価は何を使用したら良いですか？

A 口腔内を評価する際は口腔アセスメントツールを使用するのが良い.

（解説）口腔アセスメントは，誰が実施しても同じ項目を同じ基準で評価することが求められている. よって口腔内評価を行う際はツールを使用することが望ましい. 本邦では，従来病院や看護師の間で使用されていた OAG（**表1**）や ROAG（**表2**）に加え，近年歯科医療従事者の間で多用される COACH（**表3**）や OHAT-J（**表4**）などがある. それぞれの施設の特徴や患者重症度など，ニーズに合わせて選択すると良い.

また，セルフケアの自立度を評価するツールとして BDR 指標[1] や口腔清掃自立支援必要度というものがある. このようなアセスメントツールを使用しながら介入経過を評価することで，個々の口腔ケア方法や手技の改善にもつながる. 最終的には口腔ケアの効果判定につながる.

（藤原千尋）

文　献

1）厚生省老人保健福祉局老人保健課監修：寝たきり者の口腔衛生指導マニュアル，新企画出版社．東京，56-57，1993.

表1　OAG（Eilers Oral Assessment Guide）

項目	アセスメントの手段	診査方法	状態とスコア		
			1	2	3
声	聴く	患者と会話する	正常	低い or かすれている	会話が困難 or 痛みを伴う
嚥下	観察	嚥下をしてもらう 咽頭反射テストのために舌圧子を舌の奥のほうに優しく当て押し下げる	正常な嚥下	嚥下時に痛みがある or 嚥下が困難	嚥下ができない
口唇	視診・触診	組織を観察し，触ってみる	滑らかで，ピンク色で，潤いがある	乾燥している or ひび割れている	潰瘍がある or 出血している
舌	視診・触診	組織に触り，状態を観察する	ピンク色で，潤いがあり，乳頭が明瞭	舌苔がある or 乳頭が消失しテカリがある，発赤を伴うこともある	水疱がある or ひび割れている
唾液	舌圧子	舌圧子を口腔内に入れ，舌の中心部分と口腔底に触れる	水っぽくサラサラしている	粘性がある or ネバネバしている	唾液が見られない（乾燥している）
粘膜	視診	組織の状態を観察する	ピンク色で，潤いがある	発赤がある or 被膜に覆われている（白みがかっている），潰瘍はない	潰瘍があり，出血を伴うこともある
歯肉	視診・舌圧子	舌圧子や綿棒の先端で優しく組織を押す	ピンク色で，スティップリングがある（引き締まっている）	浮腫があり，発赤を伴うこともある	自然出血がある or 押すと出血する
歯と義歯	視診	歯の状態，または義歯の接触部分を観察する	清潔で，食物残渣がない	部分的に歯垢や食物残渣がある（歯がある場合，歯間など）	歯肉辺縁や義歯接触部全体に歯垢や残渣がある

Eilers J, et al：Development, testing and application of the oral assessment guide. Oncology Nursing Forum 15(3)：325-330 1988. を改変
日本がんサポーティブケア学会 粘膜炎部会編：口腔ケアガイダンス 第1版日本語版. 日本がんサポーティブケア学会, 14. 2018. を一部改変

表 2　ROAG（Rivised Oral Assessment Guide）

カテゴリー	1 度	2 度	3 度
声	正常	低い or かすれた	会話しづらい or 痛い
嚥下	正常な嚥下	痛い or 嚥下しにくい	嚥下不能
口唇	平滑でピンク	乾燥 or 亀裂 and/or 口角炎	潰瘍 or 出血
歯・義歯	きれい，食物残渣なし	1）部分的に歯垢や食物残渣 2）むし歯や義歯の損傷	全般的に歯垢や食物残渣
粘膜	ピンクで，潤いあり	乾燥 and/or 赤，紫や白色への変化	著しい発赤 or 厚い白苔 出血の有無にかかわらず水疱や潰瘍
歯肉	ピンクで引き締まっている	浮腫性 and or 発赤	手で圧迫しても容易に出血
舌	ピンクで，潤いがあり乳頭がある	乾燥，乳頭の消失 赤や白色への変化	非常に厚い白苔 水疱や潰瘍
唾液（口腔乾燥）	ミラーと粘膜の間に抵抗なし	抵抗が少し増すが，ミラーが粘膜にくっつきそうにはならない	抵抗が明らかに増し，ミラーが粘膜にくっつく，あるいはくっつきそうになる

Andersson P, et al.：Spec Care Dentist. 22(5)：181-186, 2002. を引用して和訳，一部改変

表 3　COACH（Clinical Oral Assessment Chart）

	○ 問題なし	現状のケア方法を継続	△ 要注意	改善がなければ専門職へのアセスメントの依頼を検討	× 問題あり	治療，専門的介入が必要
開口	ケア時に容易に開口する		開口には応じないが，徒手的に 2 横指程度開口可		くいしばりや顎関節の拘縮のため開口量が 1 横指以下	
口臭	なし		口腔に近づくと口臭を感じる		室内に口臭由来の臭いを感じる	
流涎	なし		嚥下反射の低下を疑うが流涎なし		嚥下反射の低下により流涎あり	
口腔乾燥度・唾液	手指での粘膜触診で抵抗なく滑る 唾液あり		摩擦抵抗が少し増すが，粘膜にくっつきそうにはならない 唾液が少なく，ネバネバ		明らかに抵抗が増して，粘膜にくっつきそうになる 唾液が少なく，カラカラ	
歯・義歯	きれいで歯垢・食物残渣なし 動揺する歯がない		部分的に歯垢や食物残渣がある 動揺歯があるがケアの妨げにならない程度		歯垢や歯石が多量に付着 抜けそうな歯がある	
粘膜	ピンクで潤いがある 汚染なし		乾燥・発赤など色調の変化あり		自然出血・潰瘍・カンジダを認める 気道分泌物・剥離上皮・凝血塊などが目立って強固に付着	
舌	適度な糸状乳頭がある		糸状乳頭の延長（舌苔），消失（平滑舌）			
口唇	平滑（亀裂なし）		亀裂あり，口角炎			
歯肉	引き締まっている		腫脹，ブラッシング時に出血			

岸本裕充，編：口腔アセスメントカード．学研メディカル秀潤社，p.2, 2013.

表4 OHAT 日本語版（OHAT-J）

ID:	氏名：			評価日： / /	
項目	**0**＝健全	**1**＝やや不良	**2**＝病的		スコア
口唇	正常，湿潤，ピンク	乾燥，ひび割れ，口角の発赤	腫脹や腫瘤，赤色斑，白色斑，潰瘍性出血，口角からの出血，潰瘍		
舌	正常，湿潤，ピンク	不整，亀裂，発赤，舌苔付着	赤色斑，白色斑，潰瘍，腫脹		
歯肉・粘膜	正常，湿潤，ピンク	乾燥，光沢，粗造，発赤 部分的な（1-6歯分）腫脹 義歯下の一部潰瘍	腫脹，出血（7歯分以上） 歯の動揺，潰瘍 白色斑，発赤，圧痛		
唾液	湿潤 漿液性	乾燥，べたつく粘膜，少量の唾液 口渇感若干あり	赤く干からびた状態 唾液はほぼなし，粘性の高い唾液 口渇感あり		
残存歯 □有 □無	歯・歯根のう蝕または破折なし	3本以下のう蝕，歯の破折，残根，咬耗	4本以上のう蝕，歯の破折，残根，非常に強い咬耗 義歯使用なしで3本以下の残存歯		
義歯 □有 □無	正常 義歯，人工歯の破折なし 普通に装着できる状態	一部位の義歯，人工歯の破折 毎日1〜2時間の装着のみ可能	二部位以上の義歯，人工歯の破折 義歯紛失，義歯不適のため未装着 義歯接着剤が必要		
口腔清掃	口腔清掃状態良好 食渣，歯石，プラークなし	1-2部位に食渣，歯石，プラークあり 若干口臭あり	多くの部位に食渣，歯石，プラークあり 強い口臭あり		
歯痛	疼痛を示す言動的，身体的な兆候なし	疼痛を示す言動的な兆候あり：顔を引きつらせる，口唇を噛む 食事しない，攻撃的になる	疼痛を示す身体的な兆候あり：頬，歯肉の腫脹，歯の破折，潰瘍，歯肉下膿瘍．言動的な徴候もあり		
歯科受診（ 要 ・ 不要 ）		再評価予定日 / /			合計

Chalmers JM, et al.：The oral health assessment tool--validity and reliability. Aust Dent J. Sep 50（3）：191-199. 2005 を日本語訳
松尾浩一郎，ほか：口腔アセスメントシート Oral Health Assessment Tool 日本語版（OHAT-J）の作成と信頼性，妥当性の検討.
障歯誌 37（1）：1 - 7. 2016 より引用

Q17 保湿剤以外の口腔乾燥への対応はどのようなものがありますか？

A 口腔体操などで口腔を動かすことや湿度などの外気温を調整することでも対応できます．

（解説）経口摂取を行うこと，さらにしっかり噛むなどの咀嚼が増加することで唾液の分泌は促進される．よって食形態を上げる，固いものを噛むといった対応でも唾液分泌は促進され，口腔乾燥の改善が期待できる．日常の生活の中で，いつもより少し固いものを食べるようにする，咀嚼回数を増やすといったことでも効果が期待できる．

同様に，口腔を動かす体操や日常の会話などでも唾液の分泌は促進されるため，口腔体操や他者とのコミュニケーションを図るなど，日常生活の中でも口腔乾燥の改善が期待できることもある．また，マスクを装着する，加湿器を使用するなど部屋の湿度を調整することで口腔乾燥が緩和される場合もある．

（藤原千尋）

Q18 口腔乾燥が重度で，吸引しても口腔内の付着物が除去できない場合はどうしたら良いですか？

A 保湿剤を使用して口腔内を保湿することや，「ネブライザーによる吸湿療法→口腔ケア→呼吸理学療法による排痰」を一連の流れに沿って実施することが効果的です．

（解説）口腔の乾燥や汚染が重度である場合，解剖学的に連続している咽頭でも同様の状態となっていることが予測される．特に非経口摂取状態で，なおかつ意識レベルが低下している患者でこのような症状はよく観察される．そういった患者の場合は，吸引をしても口腔内の付着物が除去できないことも多い．一般的にはそのような症状に対して，ネブライザーによる吸湿療法や呼吸理学療法による排痰手技，また口腔ケアなどが実施されることが多いが，それらを単独で実施するのではなく「ネブライザーによる吸湿療法→口腔ケア→呼吸理学療法による排痰」（図31）という順序でなるべく連続して実施し，適宜吸引を行うことが有効である．

　平山らの研究[1]では入院中の誤嚥性肺炎患者に対し，呼吸理学療法前に口腔ケアを実施した場合と，呼吸理学療法後に口腔ケアを実施した場合との吸引分泌物重量とその性状，吸引操作の行いやすさを評価し，比較検討している．その結果として，「口腔ケアにより口腔内や咽頭，上気道の湿潤化が得られ分泌物の移動が容易になったために，口腔乾燥状態が重度な場合は呼吸理学療法前に口腔ケアを実施すると吸引分泌重量が有意に増加し，吸引操作の行いやすさも有意に改善した」と述べている．臨床での著者の印象もそれに矛盾せず，それぞれを単独で実施するより連続的に実施したほうが吸引時の患者への侵襲も少なく，効果的であると感じる．もちろんその状態を維持するためには，保湿剤などを使用して口腔の湿潤状態を維持する必要があることはいうまでもない．

（寺田　泉）

文　献
1）平山友惠，ほか：呼吸理学療法前の口腔ケアが気道分泌物除去に及ぼす影響，日摂食嚥下リハ会誌 11(2)：123-129，2007.

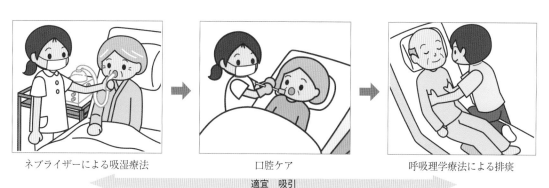

ネブライザーによる吸湿療法　　　　口腔ケア　　　　呼吸理学療法による排痰

適宜　吸引

図31　口腔から咽頭，上気道を湿潤化する一連の流れ

Q19 口腔乾燥および汚染を認めますが，開口・開口保持が困難な場合はどうしたら良いですか？

A 開口・開口保持が困難な原因をアセスメントし，患者に適した侵襲の少ない方法で開口・開口保持をすると良いでしょう．

（解説）開口・開口保持が困難な原因はさまざまである．口腔周囲の疼痛や認知症により拒否がある，脳血管疾患後遺症による意識障害や咬反射がある，筋・関節に異常があるなどの原因があげられる．拒否がある場合はその原因をアセスメントする必要がある．その上で，まず口腔ケアに関する説明を十分行い，信頼関係を築き，なるべく患者がリラックスできる環境で実施することが重要である．いきなり口腔に触れず，上肢や顔などの口腔から離れた部分から触れていき，脱感作を促すことも有効である．

　最初から十分な開口幅が得られなくても，口唇や口腔前庭などの触れられる部分からスポンジなどで口腔ケアを行っていると，その刺激により徐々に口腔周囲の緊張がゆるみ，開口が促されることも多い．開口幅が狭い患者の口腔ケア時の道具の工夫として，ヘッドの小さい歯ブラシやワンタフトブラシを使用するのも有用である．声かけによる開口保持が困難な患者の場合は，歯の欠損部から用具を挿入する，下顎を押し下げる，K-point 刺激を試す（図 32），咬合する臼歯部があればその部位でバイトブロックを使用するなどの侵襲の少ない方法から試し，無理なく患者に適した方法で開口を保持すると良い．

　開口器は，開口や開口保持が困難な場合，咬反射がある場合などに，術者が指を噛まれないようにするために使用すると良い．また視野の確保も容易となるため，口腔ケアの時間短縮につながる．万能開口器®やデンタルブロック®は歯科医師や歯科衛生士が用いることが多いが，他職種が実施する口腔ケアではオーラルバイト®や吸引をしながらの口腔ケア時にはサリババイトブロック®を使用すると便利である．物品の購入や準備が困難な場合には，割り箸ガーゼなどの自作するバイトブロックを使用しても良い．

（p.38 第 5 章 口腔ケアに用いる便利な物品とその使い方，5 開口器・バイトブロック参照）

（寺田　泉）

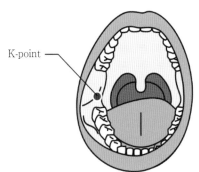

K-point

図 32　臼後三角のやや後方の翼突下顎縫線
　　　　の内側にある部位

Q20 開口している患者への対処方法はありますか？

A 常時開口状態の患者は，まず顎関節脱臼ではないかを確認しましょう．開口状態であると重度の口腔乾燥症になりやすいため，ジェル状保湿剤とモイスチャープレートを併用すると効果的です．

（解説）常時開口し口呼吸の患者（**図33**）は，意識障害があったり，口腔の運動不全であったりする場合が多いため，口腔乾燥が著明であることが多い．なかには習慣性の顎関節脱臼を認める患者もいるため，閉口が可能か確認する必要がある．習慣性顎関節脱臼を認める場合は，整復しても再度脱臼してしまうため，顎用のバンテージ（**図34**）などを使用して保護する場合もある．

口腔内の保湿対策としては，保湿剤の中では保湿効果の高いジェル状保湿剤を塗布しても常時開口状態では湿潤状態の維持が困難なため，Q9にも記載したように歯科受診が可能であればモイスチャープレート（保湿装置）を作成して使用することも効果的である．ジェル状保湿剤とモイスチャープレートを併用（**図35**）することで，さらなる保湿効果が期待できる．

Q1で述べたように，口腔清掃後は必ず保湿をし乾燥を予防することが最も重要である．口呼吸で常時開口状態の患者は口腔乾燥が重度となりやすいため，ジェル状保湿剤を塗布したうえで，さらにサージカルマスクを使用することも効果的である． （寺田　泉）

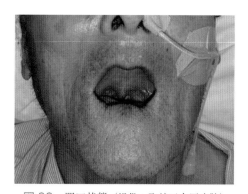

図33　開口状態（提供：聖隷三方原病院）

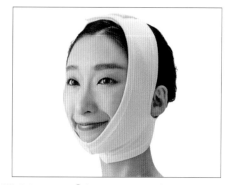

図34　ソフラ®あごバンデージ㈱竹虎)装着時

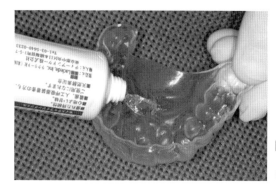

図35　ジェル状保湿剤とモイスチャー
　　　　プレートを併用
（提供：鶴見大学中川洋一先生）

索　引

執筆者一覧

編　　集：岩渕　博史（神奈川歯科大学大学院歯学研究科顎顔面病態診断治療学講座
　　　　　　　　　　顎顔面外科学分野）
　　　　　中村　誠司（九州大学大学院歯学研究院　口腔顎顔面病態学講座　顎顔面腫
　　　　　　　　　　瘍制御学分野）

編集委員：寺田　　泉（静岡県立大学短期大学部　歯科衛生学科）
　　　　　戸谷　収二（日本歯科大学新潟病院口腔外科）
　　　　　藤原　千尋（独立行政法人国立病院機構　福山医療センター）
　　　　　山田　有佳（慶応義塾大学医学部歯科・口腔外科学教室）

執　　筆：梶原美恵子（社会医療法人北九州古賀病院）
　　　　　角　　保徳（国立研究開発法人国立長寿医療研究センター歯科口腔先進医
　　　　　　　　　　療開発センター）
　　　　　中野　有生（国立研究開発法人国立長寿医療研究センター歯科口腔外科部）
　　　　　松尾　敬子（独立行政法人国立病院機構　岡山医療センター）
　　　　　守谷　恵未（国立研究開発法人国立長寿医療研究センター歯科口腔外科部）
　　　　　　　　　　　　　　　　　　　　　　　　　　　　　　　　（五十音順）

口腔乾燥症がみられる要介護者の口腔ケアマニュアル

2020年10月23日　第1版・第1刷発行

編・著　中村誠司, 岩渕博史

監　修　一般社団法人　日本口腔ケア学会

発　行　一般財団法人　口腔保健協会

〒170-0003　東京都豊島区駒込1-43-9

振替 00130-6-9297　　Tel. 03-3947-8301（代）

Fax. 03-3947-8073

http://www.kokuhoken.or.jp/

印刷・製本／ビードット